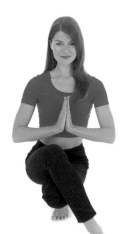

Yoga
básico

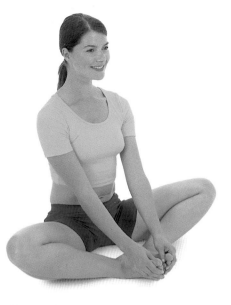

Yoga básico

Ejercicios para tonificar, revitalizar y eliminar el estrés

Vimla Lalvani

• MARABOUT •

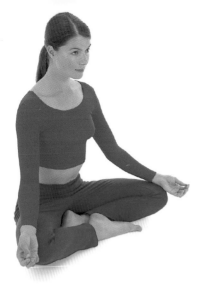

Publicado por primera vez en Gran Bretaña
en 2004 con el título de *Yoga Basics* por Hamlyn,
una división de Octopus Publishing Group Ltd.
2-4 Heron Quays, Docklands, London E14 4JP.
D.R. © MMIV Octopus Publishing Group Ltd.
Todos los derechos reservados
D. R. © MMVI Ediciones Larousse S.A. de C.V.
        Londres núm. 247, México, 06600, D.F.
ISBN 0-600-61008-X (Octopus Publishing Group Limited)
ISBN 970-22-1398-3 (Ediciones Larousse S.A. de C.V.)
        978-970-22-1398-7

QUINTA REIMPRESIÓN DE LA PRIMERA EDICIÓN – II/08

Impreso en México – Printed in Mexico

Esta obra se terminó de imprimir en mayo de 2008
en Editorial Impresora Apolo, S.A. de C.V.
Centeno 150-6, Col. Granjas Esmeralda
C.P. 09810 México, D.F.

Índice

Introducción 6

Un buen comienzo 20

Rutina vigorizante 36

Estiramiento perfecto 58

Asanas clásicas 80

Eliminar el estrés 104

Índice alfabético 126

Agradecimientos 128

Introducción

La popularidad del yoga se debe en gran medida a la gran cantidad de efectos terapéuticos que produce tanto en la mente como en el cuerpo. Cuando se logra dominar por completo, el *Hatha* Yoga es un medio gracias al cual la mente intranquila se calma, y la energía física y mental se encauza por canales constructivos.

El yoga no es una religión, sino una filosofía de la vida y una disciplina con bases científicas; es universal y atemporal, y sigue teniendo tanto sentido hoy en día como cuando se creó, hace 2000 años. De hecho, es la forma perfecta de mantener una perspectiva equilibrada para enfrentar las presiones de la vida actual.

En este libro se combinan los antiguos principios del *Hatha* Yoga con las técnicas modernas de estiramiento. Algunas personas consideran que el yoga no es para ellas por sus connotaciones místicas, y porque creen que hay que contorsionarse. Ojalá encuentren mucho más accesibles las técnicas aquí descritas. El yoga enseña a concentrarse y a enfocar la mente, a mejorar el tono muscular y a revitalizar los órganos internos. Con esta práctica también aprendemos a respirar correctamente y a lograr una postura perfecta, lo cual permite incrementar el nivel de energía. Ayuda a desarrollar un cuerpo perfectamente tonificado, una perspectiva positiva ante la vida y una mente tranquila.

LOS BENEFICIOS DEL YOGA

Los expertos están de acuerdo en que el estiramiento es una de las mejores formas de lograr una buena condición de pies a cabeza, y el yoga, con su sistema milenario, proporciona uno de los medios más seguros y eficaces para lograrlo.

En esta obra se muestran algunas formas sencillas para mejorar las técnicas de respiración y postura, y contiene más de 50 ejercicios de acondicionamiento que mejorarán su flexibilidad, vigor y tono muscular.

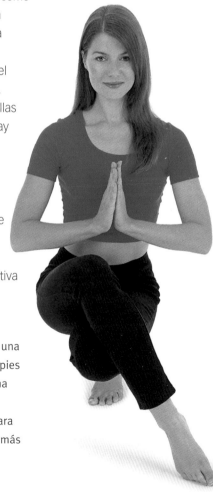

El estiramiento es el método más natural para liberar tensión en los diferentes grupos de músculos, y si se combina con una respiración correcta, hace que el sistema nervioso elimine el estrés e incremente el nivel de energía. Al practicarlo usted descubrirá que produce importantes resultados: un cuerpo revitalizado, más resistencia, mejor tono muscular y una sensación de completa armonía y bienestar.

LA CONTRIBUCIÓN DEL YOGA TRADICIONAL

La palabra *yoga* proviene del sánscrito y significa "unión de mente y cuerpo". De acuerdo con los textos antiguos, esta práctica es una ciencia que permite llevar una vida armoniosa mediante el control de la mente y el cuerpo. El *Hatha* Yoga combina la energía del *Ha*, que es la energía solar masculina, con la del *Tha*, o energía lunar femenina, y juntas crean un equilibrio en el cuerpo; producen no sólo equilibrio sino también armonía, lo que evita los cambios de ánimo o la depresión; también genera estabilidad y nos hacen sentirnos preparados para enfrentar la vida. El principio más importante del yoga es que, antes de capacitar a la mente para alcanzar una conciencia superior, primero debe disciplinarse el cuerpo. El *Hatha* Yoga es la primera etapa, porque se centra en lo físico. Los estiramientos profundos y los movimientos fluidos desbloquean la energía, aumentan el vigor y mejoran el tono muscular. Combinado con una respiración correcta, el yoga aumentará la vitalidad y el nivel de energía, así como también disciplinará su mente.

CÓMO USAR EL LIBRO

El libro se divide en 5 rutinas con una duración de 10 a 20 minutos que pueden intercalarse según la hora del día y sus ocupaciones. "Un buen comienzo" y "Cada vez más energía" son buenas rutinas para la mañana, mientras que "Eliminar el estrés" es perfecta para la noche; "Clásico" y "Estiramiento perfecto" pueden realizarse a cualquier hora del día. Los ejercicios siempre deben ejecutarse en el orden en que aparecen, ya que cada sección se diseñó cuidadosamente para calentar y estirar los músculos, ligamentos y tendones, en un orden específico. Es recomendable, para establecer un ritmo, leer todas las instrucciones de cada ejercicio antes de comenzar.

EL YOGA COMPARADO CON OTRAS FORMAS DE EJERCICIO

Las principales diferencias entre el yoga y otras formas de ejercicio son que aquél da muchísima importancia a la respiración correcta y al tiempo en que se mantienen las posturas. Mantener una postura durante 5 segundos, o más, permite que la energía fluya de manera natural y da a la mente la oportunidad de centrarse mientras el cuerpo físico se perfecciona. De la misma manera que el agua corre de un grifo abierto, la energía fluye por los músculos relajados. Al girar diversas articulaciones, los vasos sanguíneos se estiran, y la sangre se distribuye de manera equitativa por todo el cuerpo. estiramiento, relajación, respiración profunda y en un aumento de la circulación y la concentración. El yoga también fomenta la salud del cuerpo en forma integral.

No se desanime si durante un tiempo no puede hacer la postura final; el yoga es una disciplina, por lo que la práctica continua dará resultados. La diferencia principal entre un estudiante de yoga intermedio y uno avanzado reside en cuánto tiempo pueden mantener cada postura. Fijarse metas le ayudará a progresar.

EXPLICACIÓN DE LOS TÉRMINOS

Los términos en sánscrito *asana, chacra, prana, pranayama* se utilizan en este libro para describir conceptos clásicos: las *asanas* son las posturas reconocidas del yoga; los *chacras* son los siete centros de energía del cuerpo; el prana es la energía vital, y el plexo solar es como una batería de almacenaje que suministra energía *prana* a todo el cuerpo.

La energía se mueve por el cuerpo siguiendo caminos diferentes. La energía circular fluye alrededor del cuerpo y genera la sensación de volar. Ejemplos de este modelo se encuentran en el "Arco de pie"hy, en "Cabeza a rodilla" y en la "Letra T", por mencionar algunos. También hay ejercicios "para hacer tierra" que toman energía de la tierra, siguiendo un camino lineal hasta la coronilla, como en el "águila" y en "flexión de rodillas 1, 2 y 3". Estos ejercicios la mantienen centrada en jjglos asuntos prácticos y le dan una perspectiva realista de la vida.

El *pranayama* es la ciencia para aprender a respirar en forma adecuada; aumenta la capacidad pulmonar, equilibra las energías y enfoca la concentración. En un nivel avanzado, estas técnicas forman la base de la meditación yoga.

Las posiciones de "loto" y "semiloto" están asociadas con el *pranayama* y la meditación. Esta postura es muy importante cuando los estudiantes se sientan largos ratos durante los ejercicios de respiración y meditación. Aunque la posición de la columna está erguida, mantiene su curvatura natural, y gracias a esto se crea un flujo continuo de corriente nerviosa a lo largo del cuerpo. Entrenar al cuerpo a no moverse reduce el ritmo metabólico y libera a la mente de toda distracción.

"Centrar" el cuerpo es poner toda la atención en equilibrar el estado físico y mental. Concéntrese en el plexo solar y sentirá la paz y la armonía de un equilibrio completo.

"Abrir el torso" quiere decir levantar el torso y empujar los hombros hacia abajo para desarrollar una perspectiva positiva que, si se combina con una mirada firme y directa, le mostrará al mundo

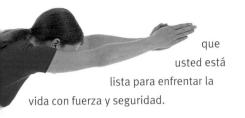

que usted está lista para enfrentar la vida con fuerza y seguridad.

LINEAMIENTOS DE SEGURIDAD IMPORTANTES

*Estos ejercicios están diseñados para gente que goza de buena salud. Como con cualquier programa de ejercicios, si no se siente bien, si se está recuperando de alguna lesión o enfermedad, si está embarazada, si tiene presión alta o sufre de cualquier otro problema de salud, primero consulte a su médico.

*Siempre realice el calentamiento recomendado antes de hacer los ejercicios principales. Afloje los músculos aún más dándose una ducha.

*Es importante seguir el orden de los ejercicios en cada sección y leer todas las instrucciones antes de comenzar.

*Nunca apresure los movimientos, ni fuerce o sacuda repentinamente su cuerpo en cualquier dirección. Deténgase de inmediato si siente algún dolor fuerte o torcedura. Recuerde que la postura final en cualquier rutina siempre es la más difícil.

*Permita que la respiración profunda relaje su cuerpo y deje que los músculos estirados y los ligamentos lleven más energía a las fibras musculares.

*Notará que en muchas de las posturas, la rodilla debe estar extendida; no la extienda demasiado, sino más bien levante el músculo que está arriba de la rótula para evitar un esfuerzo excesivo o una lesión.

*No practique yoga con el estómago lleno; espere una hora después de una comida ligera y cuatro horas después de una pesada.

*Utilice ropa holgada y cómoda.

*Ejercítese en un lugar cálido y bien ventilado.

*Quédese descalza para poder sujetarse los dedos de los pies y revise que la superficie donde practique sea plana y no esté resbalosa. Para mayor comodidad, utilice una colchoneta en los ejercicios de piso.

UN NUEVO ESTILO DE VIDA

La moderación es la clave para tener un estilo de vida saludable y balanceado. Si la mente y el cuerpo están en armonía, no hay necesidad interna de cometer excesos. No se trata de vivir en la abstinencia, sino de controlar los hábitos y los impulsos. No es necesario convertirse en vegetariano o, de la noche a la mañana, dejar de fumar y beber alcohol, sino que, al practicar yoga, descubrirá que usted cambiará poco a poco y, espontáneamente, comerá, fumará y beberá menos. El cuerpo alcanzará su peso ideal y su temperamento se equilibrará.

Se dará cuenta de que su forma de ver la vida es más positiva, dejará de experimentar fuertes cambios de ánimo y depresión. A medida que su concentración mejore, se volverá más organizada y será capaz de realizar varias actividades a la vez.

La filosofía del yoga ofrece a la gente una forma científica de trascender sus problemas y su sufrimiento. No interfiere con ninguna religión o creencia, y lo puede practicar cualquier persona que sea sincera y esté dispuesta a disciplinar su vida y a buscar la verdad. Un pequeño esfuerzo dará grandes frutos, como sabiduría, fuerza y paz. A medida que aumente la conciencia de su cuerpo, podrá escuchar a su "yo superior". El *Hatha* Yoga es el primer paso a la iluminación, pero antes de disciplinar la mente debe disciplinarse el cuerpo.

Postura

La mayoría de la gente no se da cuenta de lo importante
que es estar de pie y sentarse correctamente. La mala
postura es la causa principal del dolor de espalda crónico
y tiene que ver con el desarrollo de dolorosos
padecimientos como discos comprimidos y ciática. La gente
con mala postura sufre de falta de energía y vitalidad,
la cavidad torácica se hunde y no respiran correctamente,
ya que utilizan sólo una pequeña parte de los pulmones.

El yoga está ideado para estirar la columna
constantemente y desarrollar los músculos de la parte baja
de la espalda, lo que permite obtener una postura perfecta.
Hay quien cree que su postura es correcta cuando
está de pie o sentado, pero tal vez no entienda el
alineamiento de su cuerpo. De hecho, el embarazo o las
variaciones en el peso pueden causar un desequilibrio.

De pie, hincada o sentada, imagine que un hilo la levanta
desde la cabeza, empuje los omóplatos hacia abajo y eleve
el torso con naturalidad. Cuando tenga la postura perfecta,
se sentirá "centrada". Es como cuando se apilan bloques
de construcción: si están mal colocados se vienen abajo.

Los ejercicios de este libro se refieren con frecuencia
a la primera y segunda posiciones. En la primera, los pies
deben estar juntos, tocándose, los dedos de los pies deben
estar separados de manera uniforme y los talones pegados
al piso. En la segunda posición, los pies deben estar a unos
30 cm uno de otro, y justo debajo de la cadera con los dedos
hacia el frente.

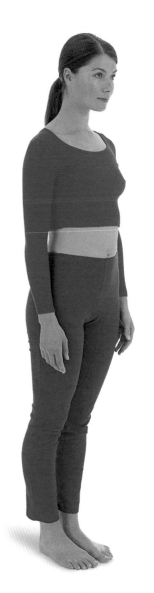

1 Párese lo más derecha
que pueda con los pies
juntos, hombros abajo
y el estómago y cóccix metidos.

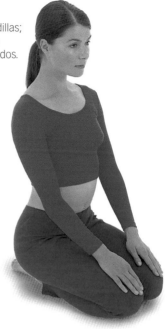

3 Siéntese sobre los talones y coloque las manos en las rodillas; ahora levante la columna mientras endereza los codos.

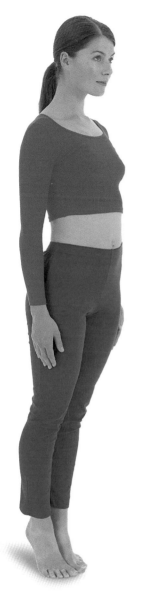

4 Siéntese con las piernas cruzadas; levante la columna hasta donde le sea posible. Esto centra su equilibrio y crea una actitud mental positiva.

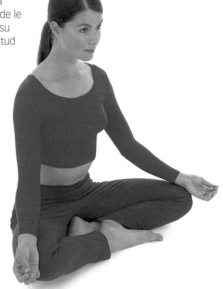

2 Levante los talones y equilíbrese con los dedos de los pies. Si usted no se va hacia adelante o hacia atrás, está en la postura perfecta.

Respiración

Respirar correctamente es parte integral del yoga. Para que sean benéficos los movimientos que se realizan, se requiere una respiración correcta. Esto significa respirar por la nariz desde el diafragma, a menos que se indique lo contrario (como en "Tranquilizante"; en la p. 120, donde se exhala por la boca). Cuando se exhala desde el diafragma, la capacidad pulmonar aumenta y llega al torrente sanguíneo una mayor cantidad de oxígeno. Esto rejuvenece y revitaliza las células y tiene como resultado un incremento en el nivel de energía, y un cuerpo fuerte y sano.

La respiración correcta debe ser fluida y uniforme, como una ola del mar que se mueve con un ritmo natural. Tómese unos segundos para inhalar y exhalar. Al inhalar, el estómago debe distenderse y, al exhalar, debe contraerse. Cuando practique esto, notará que su ciclo de respiración aumenta en profundidad y duración y se hace silencioso.

En el yoga usted utilizará técnicas de respiración que en sánscrito se conocen como *pranayama*. Éstas equilibran las energías y enfocan la mente. En el cuerpo hay siete centros de energía llamados chacras. Las técnicas de *pranayama* desbloquean las obstrucciones para que el torrente de energía fluya con facilidad desde la base de la columna hasta la coronilla a fin de conectarse con la energía universal. Cuando se domina el sutil *prana*, o energía, el cuerpo pasa a estar bajo el control de la mente y todos los desequilibrios dejan de existir. Si el cuerpo es fuerte y sano, la energía fluye libremente.

La "Respiración alternada" (véase la p.103) muestra las diferencias entre el principio de energía masculina y femenina. La fosa nasal derecha es más fuerte, caliente e intensa, esto es masculina; la izquierda o femenina es, en cambio, más suave, fría y apacible. La técnica de respiración alternada combina ambas energías para equilibrar todo el sistema.

Las técnicas de respiración profunda funcionan como un tranquilizante que calma el sistema nervioso. Cuanto más profunda sea la respiración, mejor es el efecto y mayor la capacidad de eliminar el estrés. El pranayama no sólo enseña fuerza de voluntad y autocontrol, sino que también mejora la concentración y promueve el desarrollo espiritual.

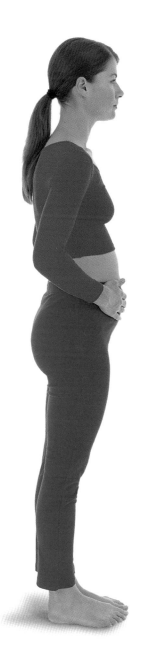

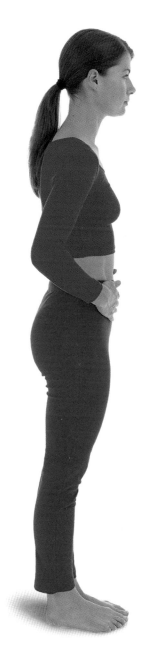

1 Coloque ambas manos sobre el estómago, justo debajo de la cintura, e inhale suave y uniformemente por la nariz desde el diafragma.

2 Exhale de manera suave y uniforme, y sienta cómo se encoge el estómago mientras el diafragma se contrae. Al igual que en el primer paso, evite mover torso y hombros.

Calentamiento

Las personas se lesionan con frecuencia extremidades, tendones y músculos cuando el cuerpo no se ha calentado y aflojado de manera adecuada. Este calentamiento aísla diferentes partes del cuerpo y estira cualquier endurecimiento como preparación para la mayoría de los ejercicios que siguen. Si su primera actividad por la mañana es el ejercicio, utilice la rutina "Calentamiento corporal completo" en la sección "Un buen comienzo" (*véase* p. 24).

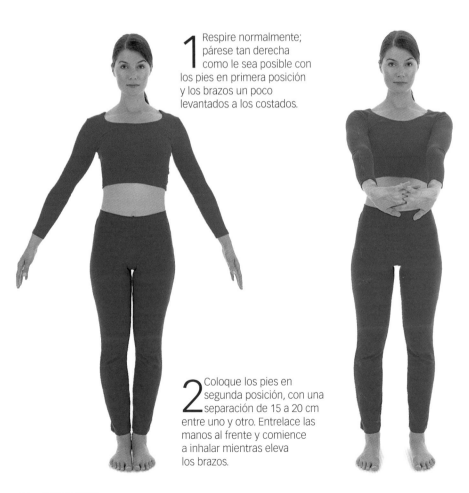

1 Respire normalmente; párese tan derecha como le sea posible con los pies en primera posición y los brazos un poco levantados a los costados.

2 Coloque los pies en segunda posición, con una separación de 15 a 20 cm entre uno y otro. Entrelace las manos al frente y comience a inhalar mientras eleva los brazos.

Durante toda la secuencia, mantenga los músculos del estómago y de los glúteos contraídos y distribuya su peso de manera uniforme entre los dedos de los pies y los talones. También preste mucha atención a las instrucciones para inhalar y exhalar, así permitirá un flujo de energía adecuado a lo largo del cuerpo.

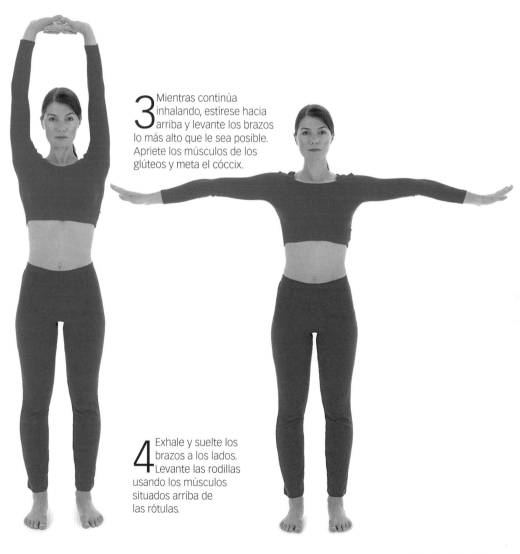

3 Mientras continúa inhalando, estírese hacia arriba y levante los brazos lo más alto que le sea posible. Apriete los músculos de los glúteos y meta el cóccix.

4 Exhale y suelte los brazos a los lados. Levante las rodillas usando los músculos situados arriba de las rótulas.

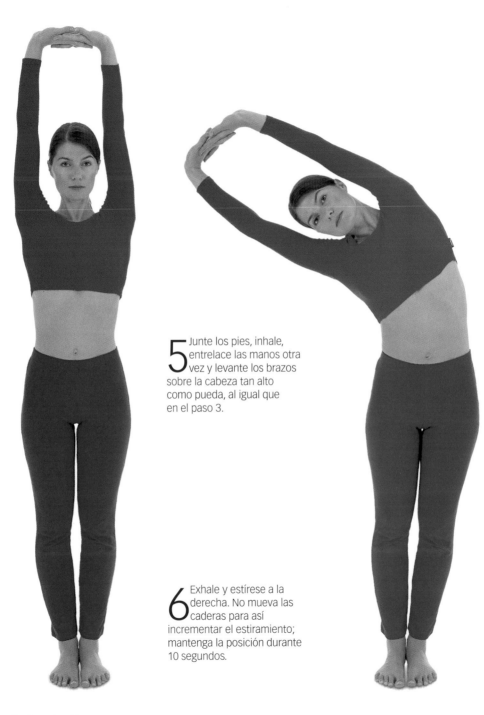

5 Junte los pies, inhale,
entrelace las manos otra
vez y levante los brazos
sobre la cabeza tan alto
como pueda, al igual que
en el paso 3.

6 Exhale y estírese a la
derecha. No mueva las
caderas para así
incrementar el estiramiento;
mantenga la posición durante
10 segundos.

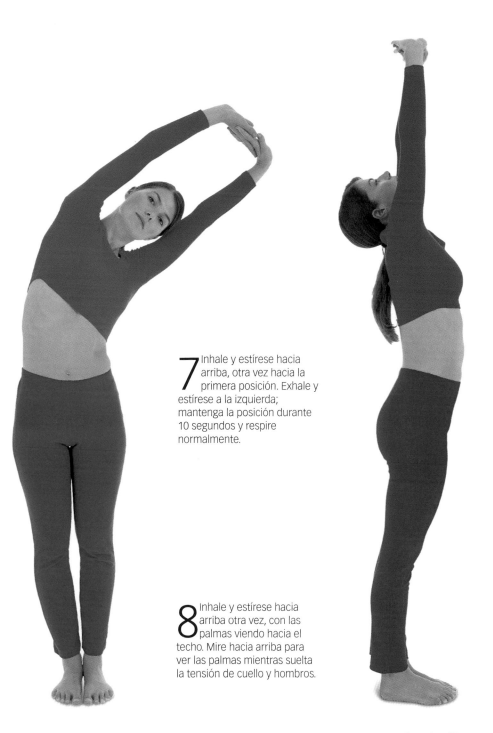

7 Inhale y estírese hacia arriba, otra vez hacia la primera posición. Exhale y estírese a la izquierda; mantenga la posición durante 10 segundos y respire normalmente.

8 Inhale y estírese hacia arriba otra vez, con las palmas viendo hacia el techo. Mire hacia arriba para ver las palmas mientras suelta la tensión de cuello y hombros.

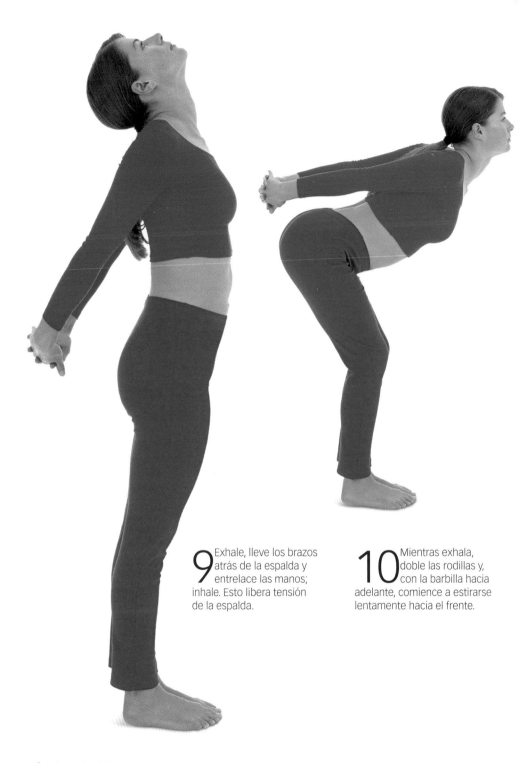

9 Exhale, lleve los brazos atrás de la espalda y entrelace las manos; inhale. Esto libera tensión de la espalda.

10 Mientras exhala, doble las rodillas y, con la barbilla hacia adelante, comience a estirarse lentamente hacia el frente.

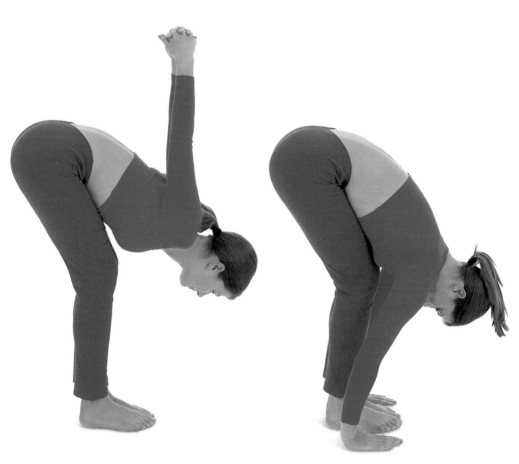

11 Estirar los brazos hacia arriba ayuda a eliminar a curvatura de la columna y le permite alcanzar una postura en la que la espalda quede recta.

12 Mientras respira normalmente, relaje los brazos al frente y toque el suelo. Enderécese poco a poco y regrese a la postura perfecta.

Un buen comienzo

Después de una larga noche de sueño, es muy importante despertar al cuerpo lentamente y evitar movimientos muy bruscos. Los músculos pueden endurecerse durante la noche y, al estar así, tienden a lesionarse y torcerse. Los ejercicios matutinos siempre deben comenzar con estiramientos suaves que relajen la tensión con lentitud y deben combinarse con una respiración correcta.

En esta sección se presenta una serie de calentamientos que empieza con movimientos diseñados para relajar los músculos de la cabeza, el cuello y los hombros. El "Calentamiento corporal completo" está ideado especialmente para aflojar y relajar la parte central del cuerpo. Los sencillos ejercicios de estiramiento que siguen relajan la tensión de todos los grupos de músculos a fin de prepararla para los movimientos rejuvenecedores de "Saludo al Sol", que es el último ejercicio de esta sección.

Debido a que por la mañana el nivel de energía es bajo, esta rutina también se ideó para activar la circulación, así como para despertar y revitalizar el cuerpo de pies a cabeza. Se recomienda que, después de hacer la rutina de "Un buen comienzo", usted continúe con los ejercicios de "Rutina vigorizante" o "*Asanas* clásicas".

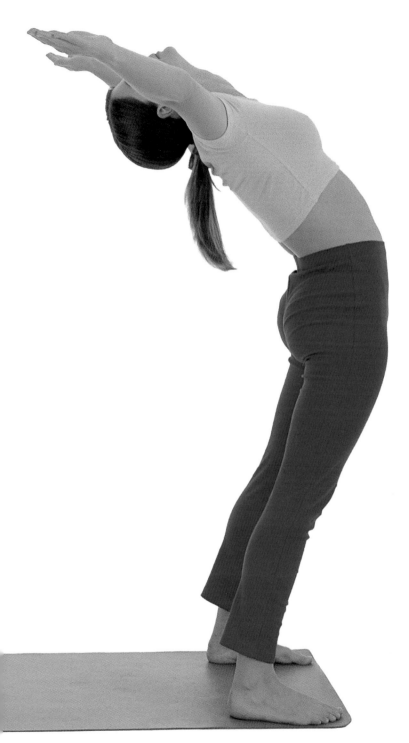

Rotación del cuello

Este ejercicio relaja la tensión de cuello y hombros, y consiste en mover la cabeza en círculos, con lentitud, sin dejar de tocar un solo punto. Cuando la columna no está alineada de manera correcta, sentirá que el cuello, los hombros o la espalda se tensan. Si esto sucede, mantenga la posición y respire profundamente para ayudar a que el cuerpo regrese a su equilibrio natural.

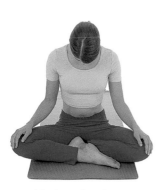 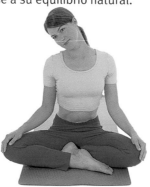 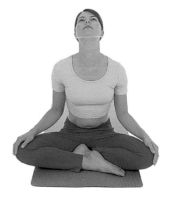

1 Mantenga la columna derecha e incline la cabeza hacia adelante, apoye la barbilla en el torso y respire normalmente.

2 Gire la cabeza hacia arriba y a la derecha con suavidad. Procure mantener las orejas tan cerca del hombro como le sea posible.

3 Continúe el círculo moviendo la cabeza hacia atrás. Relaje el cuello y la garganta, y suavice los músculos faciales, en especial los que están alrededor de los ojos.

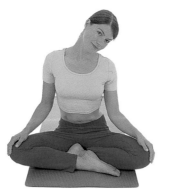 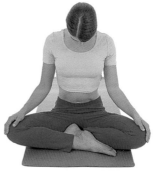

4 Exhale y lleve lentamente la cabeza hacia la izquierda. Trate de mantener los hombros abajo para tener libertad de movimiento.

5 Para completar el círculo, lleve la cabeza hacia abajo en dirección al torso. Repita el ejercicio en la dirección contraria.

Cabeza y hombros

Después de relajar la tensión del cuello con el ejercicio anterior, continúe con éste, que incluye los hombros y aligera la rigidez en toda la columna. Puede hacer este ejercicio de pie o hincada.

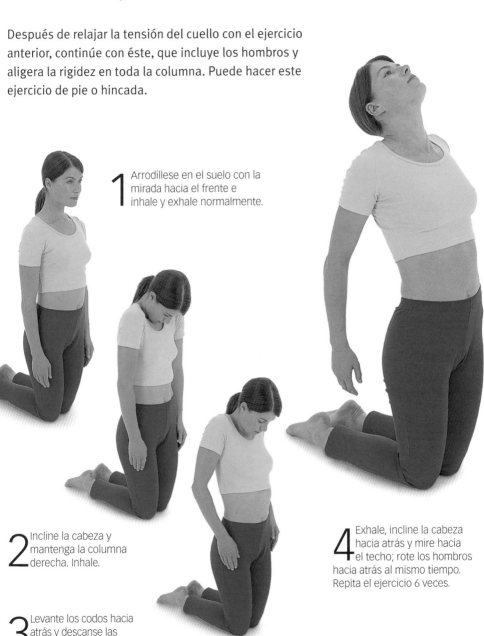

1 Arrodíllese en el suelo con la mirada hacia el frente e inhale y exhale normalmente.

2 Incline la cabeza y mantenga la columna derecha. Inhale.

3 Levante los codos hacia atrás y descanse las manos sobre la cadera.

4 Exhale, incline la cabeza hacia atrás y mire hacia el techo; rote los hombros hacia atrás al mismo tiempo. Repita el ejercicio 6 veces.

Calentamiento corporal completo

Si está siempre sentada y tiene malos hábitos alimenticios, se sentirá aletargada; por otra parte, los estimulantes como el alcohol, la cafeína y el cigarrillo crean obstrucciones en su sistema. El cuerpo necesita ayuda para eliminar esas toxinas. El "Calentamiento corporal completo" está diseñado para combatir el letargo y limpiar el sistema.

Este calentamiento tiene 10 etapas suaves que despiertan al cuerpo con lentitud, comenzando con movimientos que aflojan y relajan los músculos del cuello y los hombros. Esta secuencia renueva la energía y la vitalidad con rapidez, y mejora y fortalece todos los músculos de la parte central del cuerpo, especialmente el abdomen. La flexibilidad de la columna vertebral mejora y aumenta la circulación de la sangre al cerebro. Cintura, cadera, abdomen, glúteos y muslos se tonifican.

Los estiramientos relajan la tensión de los grupos de músculos y preparan al cuerpo para los ejercicios que vienen después. Al seguir los diferentes pasos, concéntrese cuando exhale porque esto ayuda a suavizar la rigidez. Al terminar el "Calentamiento corporal completo", se sentirá calmada, los ojos adquirirán brillo y tendrá una sensación de paz interior.

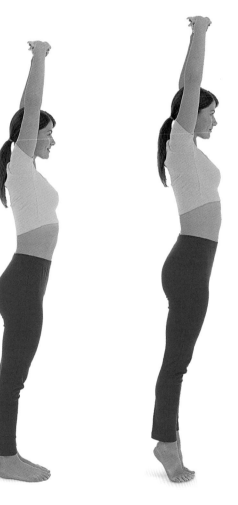

1 Párese derecha con los pies juntos y meta el cóccix. Inhale y levante las manos entrelazadas sobre la cabeza.

2 Respire normalmente, equilíbrese sobre los dedos de los pies y mantenga la mirada fija hacia el frente. Sostenga la postura durante 5 segundos y regrese al paso 1.

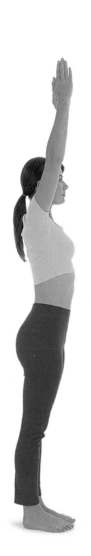 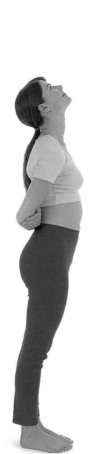 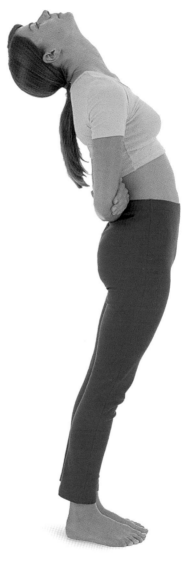

3 Exhale y separe las manos hasta que los brazos queden paralelos. Manténgase así durante 5 segundos y después tómese de los codos, atrás de la espalda.

4 Apoye su peso sobre los talones y sujétese al suelo con los dedos de los pies. Mire hacia arriba y empuje el torso hacia el frente con tanta fuerza como pueda. Inhale profundamente.

5 Exhale. Empuje la cadera hacia adelante y doble la columna hacia atrás. Abra la caja torácica y relaje la garganta y los músculos faciales.

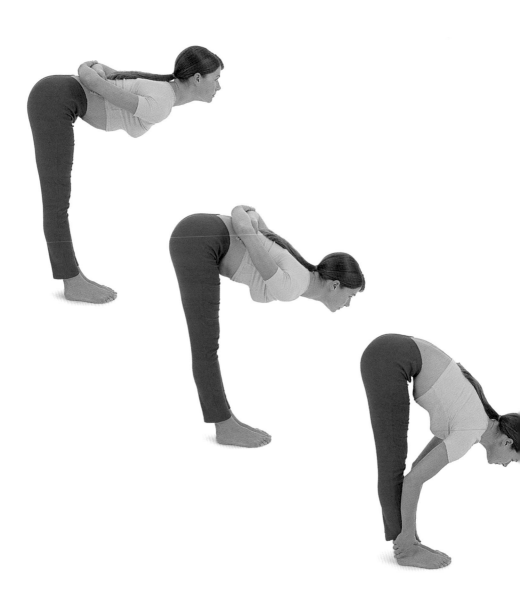

6 Inhale y exhale; estírese al frente con la barbilla como guía. La columna debe estar recta al estirarse desde el cóccix.

7 Contrayendo los músculos del estómago, exhale y relájese hacia adelante cada vez más. Mantenga la columna derecha.

8 Respire normalmente, suelte los brazos y coloque las manos alrededor de los tobillos; mantenga la posición durante 5 segundos.

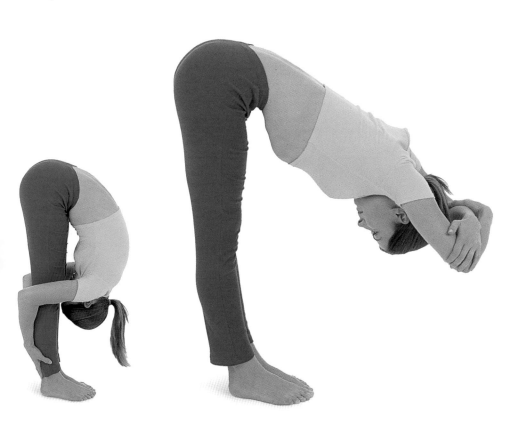

9 Inhale profundamente; después exhale despacio mientras se estira hacia adelante y descanse la cabeza sobre las rodillas. Trate de acercar el torso a los muslos lo más posible. Mantenga la posición de 5 a 10 segundos.

10 Separe los pies hasta que estén a la altura de la cadera y enderece la columna desde el cóccix. Tómese de los codos y estírese hacia adelante. Respire profundamente y mantenga la postura durante 10 segundos.

Perro hacia abajo

Quizá haya visto a los gatos y perros cuando se estiran, como en esta postura. Es un estiramiento estupendo y muy beneficioso. Cuando estamos cansadas, renueva la energía y fortalece talones y tobillos, tornea las piernas; también relaja la tensión en omóplatos y brazos, y endurece los músculos abdominales, gracias a lo cual se aplana el estómago. El "Perro hacia abajo" también contrarresta los efectos de encorvarse y relaja la tensión de la columna, ya que libera cada vértebra desde el cóccix. Colocar la frente sobre el suelo en el paso 2 es bueno para calmar los nervios y relajarse profundamente.

Al realizar este estiramiento, los brazos pueden sentirse tensionados y las piernas tal vez tiemblen un poco; si esto sucede, baje a la posición del paso 3 y relájese. Después regrese a las posiciones de los pasos 4 y 5, y manténgalas tanto como pueda. La práctica de estos movimientos fortalecerá gradualmente los músculos de los brazos y las piernas.

1 Mientras respira normalmente, arrodíllese sobre los talones levantados, con los dedos de los pies debajo y los pies estirados.

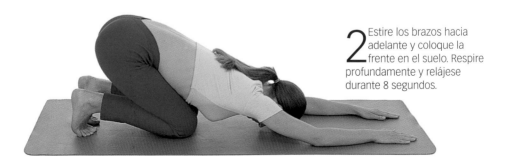

2 Estire los brazos hacia adelante y coloque la frente en el suelo. Respire profundamente y relájese durante 8 segundos.

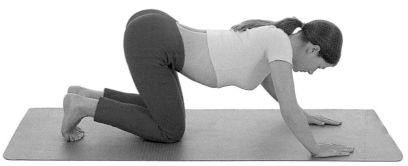

3 Levántese sobre manos y rodillas, mantenga los dedos de los pies flexionados y permita que la columna se curve con suavidad. Tome conciencia de cada músculo.

4 Inhale, contraiga los músculos del estómago y levántese hasta quedar de puntillas. No flexione las rodillas y que entre sus pies haya una separación de 15 cm.

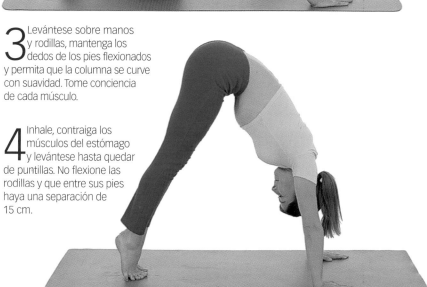

5 Exhale y descanse los pies sobre el suelo, haga un ángulo de 45° entre las piernas, el cuerpo y los brazos. Trate de tocar el suelo con la coronilla y mantenga la postura durante 10 segundos respirando profundamente.

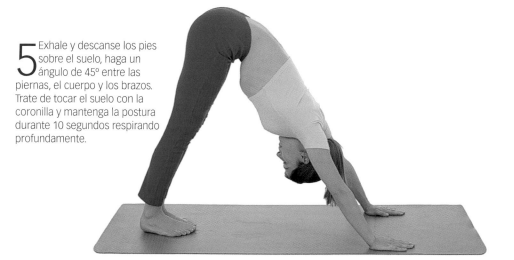

Saludo al Sol

Éste es un calentamiento tradicional del yoga que tiene un efecto maravilloso y rejuvenecedor. Los movimientos suaves y lentos ejercitan y tonifican todos los músculos del cuerpo y mejoran la flexibilidad, la resistencia, la confianza y la elasticidad. Cuando realice el "saludo al Sol", conserve el flujo de energía mientras se mueve de una posición a otra. Preste especial atención a su ciclo de respiración, ya que es muy importante para incrementar el nivel de energía y la vitalidad. Una vez que haya logrado desarrollar resistencia, debe tener como objetivo hacer toda la secuencia 10 veces de cada lado.

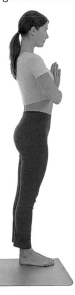

1 Respire normalmente y, con la mirada hacia el frente, póngase de pie con la espalda recta en la postura perfecta, con las palmas juntas y los hombros abajo.

2 Inhale y dé un paso a la derecha, lance los brazos por encima de la cabeza y estírese hacia atrás.

3 Exhale mientras junta los pies y relájese bajando el torso. Tómese de los tobillos y trate de tocar las rodillas con la frente. Si quiere, puede doblar las rodillas un poco.

4 Inhale y mueva la pierna derecha tan atrás como le sea posible con los dedos de los pies flexionados; después estire la pierna como en el paso 11. Levante los brazos con las palmas juntas y respire normalmente.

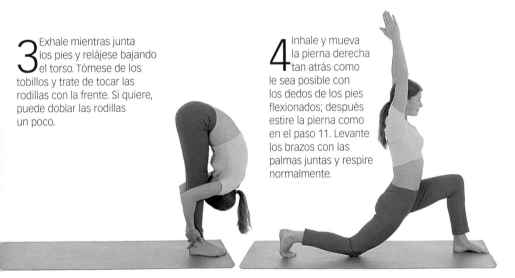

5 Extienda ambas piernas hacia atrás y sosténgase sobre manos y pies; mantenga los brazos derechos.

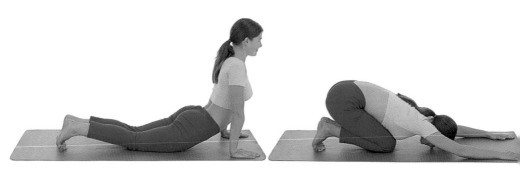

6 Baje hasta quedar sobre las rodillas y mantenga la vista al frente. Procure no hacer movimientos innecesarios.

7 Siéntese sobre los talones y estire los brazos hacia el frente para soltar la columna.

9 Mientras continúa inhalando, enderece los brazos y balancéese hacia adelante con la cadera y encorve la espalda.

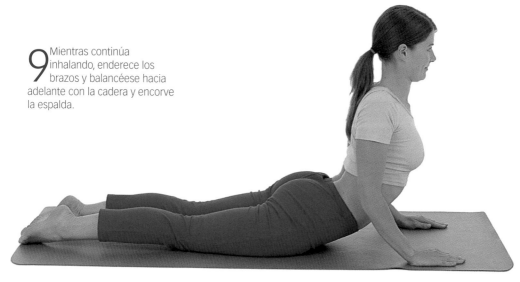

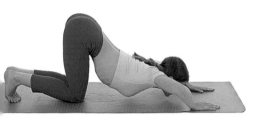

8 Inhale y láncese hacia adelante y abajo como una serpiente, la barbilla deslizándose cerca del suelo. Doble los codos.

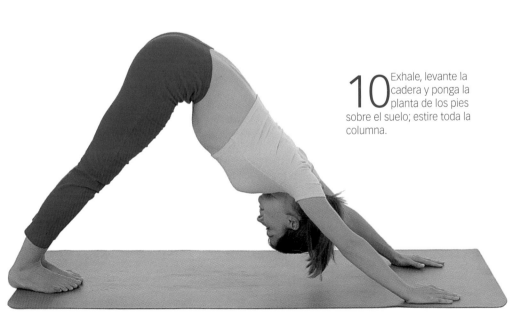

10 Exhale, levante la cadera y ponga la planta de los pies sobre el suelo; estire toda la columna.

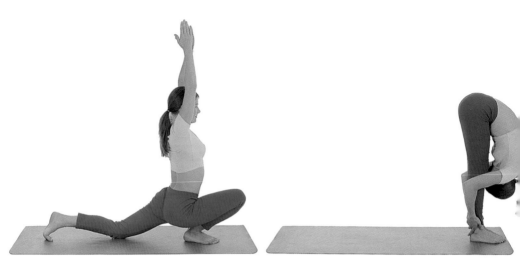

11 Inhale y ponga la pierna derecha hacia el frente; extienda la pierna izquierda hacia atrás (igual que en el paso 4 con la pierna derecha). Levante los brazos con las palmas juntas y respire normalmente.

12 Exhale y regrese a la posición del paso 3, inclinándose hacia adelante, junte el pie izquierdo con el derecho. Tómese de los tobillos y ponga rectas las rodillas.

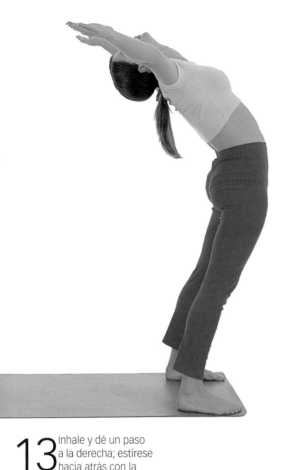

13 Inhale y dé un paso a la derecha; estírese hacia atrás con la mirada en el techo para relajar la tensión de la espalda.

14 Exhale y regrese al paso 1; repita la secuencia, pero esta vez utilice la otra pierna como en los pasos 4 y 11.

Rutina vigorizante

El yoga está en contra de la idea de "sin dolor no hay beneficio", que se asocia con casi todas las demás formas de ejercicio. Los movimientos fuertes y extenuantes se remplazan con ejercicios lentos y suaves que revitalizan el cuerpo. El principio del "yogarcicio" es que produce energía en vez de consumirla, y es el resultado de combinar una respiración correcta con el ejercicio. Cuando exhalamos desde el diafragma, la capacidad pulmonar aumenta y llega más oxígeno a la sangre.

El yogarcicio libera las obstrucciones y mejora la circulación para que el cuerpo funcione como un automóvil bien afinado. Conforme practique y adquiera cada vez más habilidad, usted será capaz de mantener las posturas durante periodos más largos mientras respira correctamente. Esto hace que el cuerpo se esfuerce más y le dé más energía. De hecho, la filosofía de la energía en el yogarcicio es "mientras más energía utilice, más energía tendrá". Los resultados son dinámicos y positivos.

Los ejercicios en esta sección son de ritmo acelerado, así que trate de mantener un ciclo de respiración regular. Esta sección también sirve como calentamiento para todas las demás secciones, excepto la de "Un buen comienzo".

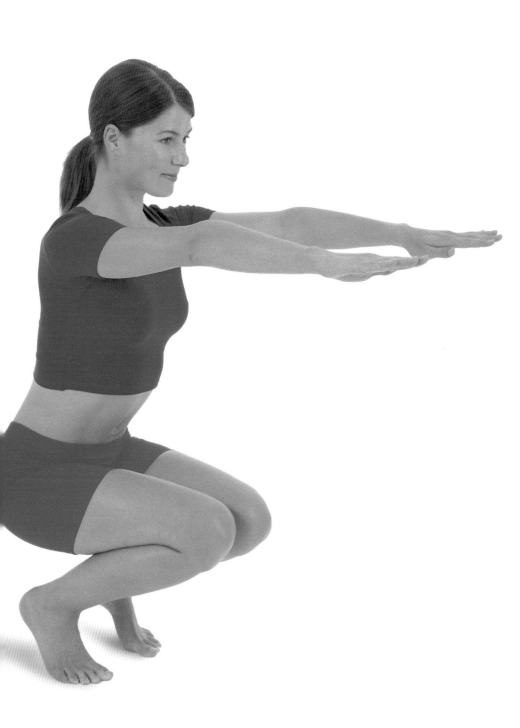

Salto

El salto es un ejercicio excelente que vigoriza y rejuvenece todo el cuerpo. Saltar incrementa el ritmo cardiaco y la circulación, y brinda una sensación de juventud y vitalidad. Debido a que este ejercicio es muy pesado, es importante que la respiración sea regular. Recuerde siempre respirar por la nariz.

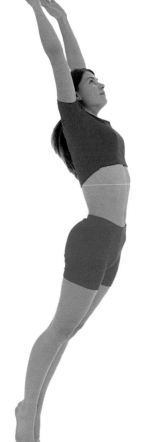

1 Comience por pararse en segunda posición con los brazos levantados por encima de la cabeza y los dedos juntos apuntando hacia arriba. Respire normalmente.

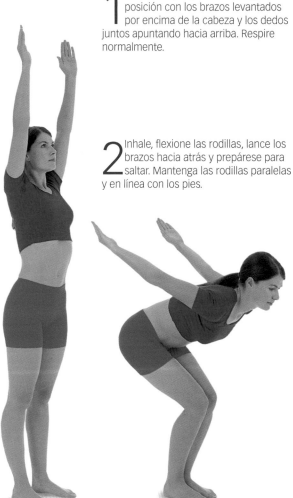

2 Inhale, flexione las rodillas, lance los brazos hacia atrás y prepárese para saltar. Mantenga las rodillas paralelas y en línea con los pies.

3 Exhale y salte tan alto como pueda con los pies juntos y lance los brazos sobre la cabeza. Repita el ejercicio de 6 a 12 veces.

Energizante

Este ejercicio es más avanzado, porque combina saltos con lanzamientos.
La coordinación es muy importante, así que puede ser útil visualizarse en la postura final antes de empezar. Los movimientos deben hacerse con gracia y tener un flujo continuo entre una y otra posición. Su pulso se acelerará de inmediato, lo cual aumentará su energía.

1 Párese con los codos levantados a la altura de los hombros, los pies juntos y las rodillas flexionadas.

2 Inhale y prepárese para saltar; párese de puntillas con los brazos un poco hacia atrás de los costados.

4 Exhale y termine con la pierna izquierda extendida, la rodilla derecha flexionada y el talón derecho sobre el suelo. Repita de 6 a 12 veces, alternando las piernas.

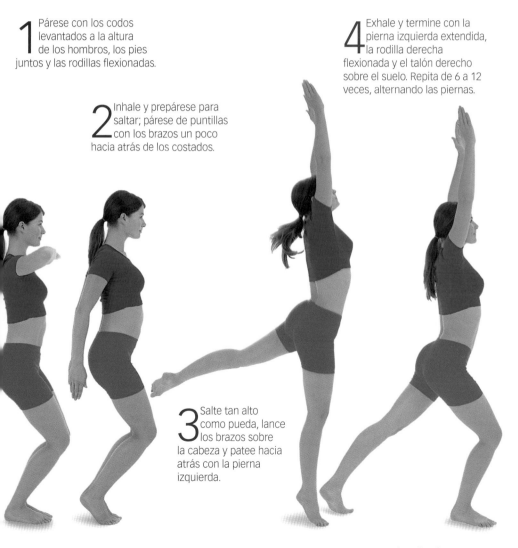

3 Salte tan alto como pueda, lance los brazos sobre la cabeza y patee hacia atrás con la pierna izquierda.

Flexión de rodillas 1

La "flexión de rodillas" fortalece la parte baja de la columna y los músculos de las piernas, los muslos, las pantorrillas, la cadera y la parte superior de los brazos. Mejora la circulación y ayuda a aliviar dolencias como el reumatismo y la artritis en las piernas.

Estos ejercicios utilizan técnicas "de tierra", y al cultivar determinación y paciencia le será más fácil hacer frente a los problemas cotidianos.

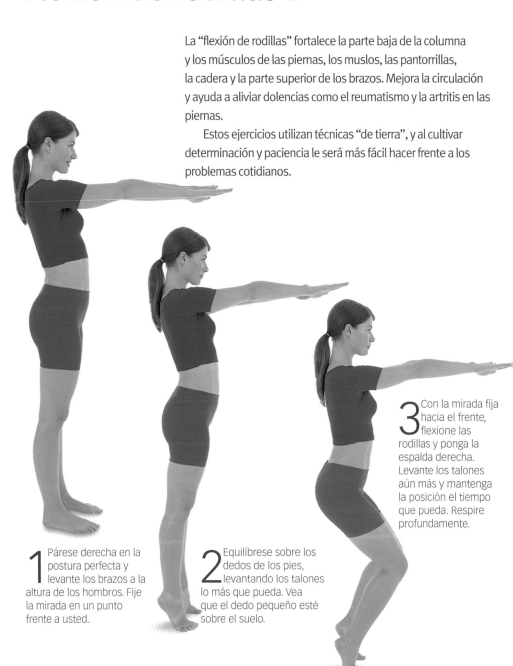

3 Con la mirada fija hacia el frente, flexione las rodillas y ponga la espalda derecha. Levante los talones aún más y mantenga la posición el tiempo que pueda. Respire profundamente.

1 Párese derecha en la postura perfecta y levante los brazos a la altura de los hombros. Fije la mirada en un punto frente a usted.

2 Equilíbrese sobre los dedos de los pies, levantando los talones lo más que pueda. Vea que el dedo pequeño esté sobre el suelo.

Flexión de rodillas 2

Este ejercicio amplía la capacidad respiratoria y, por lo tanto, proporciona energía al cuerpo. Ayuda a mitigar la ciática porque fortalece los discos de la región lumbar de la columna, y la postura final de suspensión es buena para calmar los nervios. Se requiere mucha fuerza para el paso 2, así que quizá le resulte más sencillo si se imagina que hay una silla atrás y después echa el cóccix hacia atrás como si fuera a sentarse.

1 Comience por pararse derecha con los pies a 15 cm uno de otro y los brazos extendidos hacia el frente a la altura de los hombros. Centre su atención en el frente.

2 Alargue la espalda en línea recta desde el cóccix, y eche éste hacia atrás tanto como le sea posible. Respire profundamente y manténgase así durante 15 segundos. Las rodillas deben estar separadas y los pies paralelos.

3 Relájese hacia abajo. Deberá sentirse sin aliento y con el pulso muy acelerado. Deje que su respiración vuelva a la normalidad.

4 Si puede, enderece lentamente las rodillas. Deje los brazos suspendidos de 5 a 10 segundos y respire normalmente. Inhale y regrese poco a poco al paso 1.

Flexión de rodillas 3

Éste es un ejercicio vigoroso que requiere mucha fuerza, así que no intente hacerlo a menos que domine la "flexión de rodillas 1 y 2". Puede sentir que los muslos le tiemblan, lo cual indica que están débiles. Esta flexión de rodillas ayuda a reducir la celulitis e incrementa la circulación en las piernas, y es excelente como preparación para esquiar en nieve o en agua.

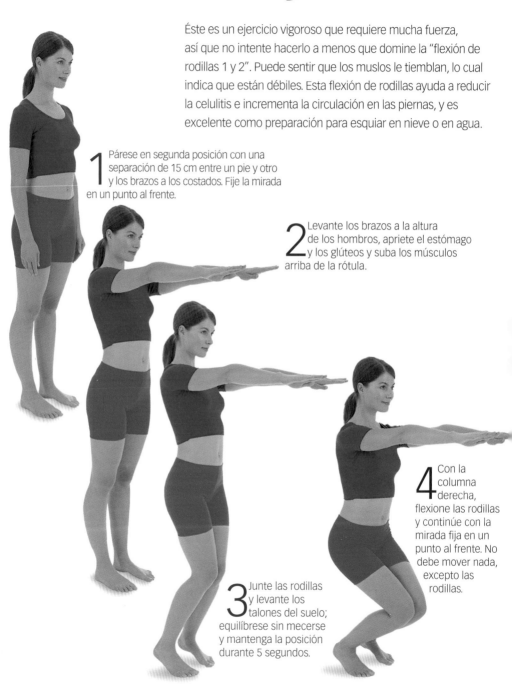

1 Párese en segunda posición con una separación de 15 cm entre un pie y otro y los brazos a los costados. Fije la mirada en un punto al frente.

2 Levante los brazos a la altura de los hombros, apriete el estómago y los glúteos y suba los músculos arriba de la rótula.

3 Junte las rodillas y levante los talones del suelo; equilíbrese sin mecerse y mantenga la posición durante 5 segundos.

4 Con la columna derecha, flexione las rodillas y continúe con la mirada fija en un punto al frente. No debe mover nada, excepto las rodillas.

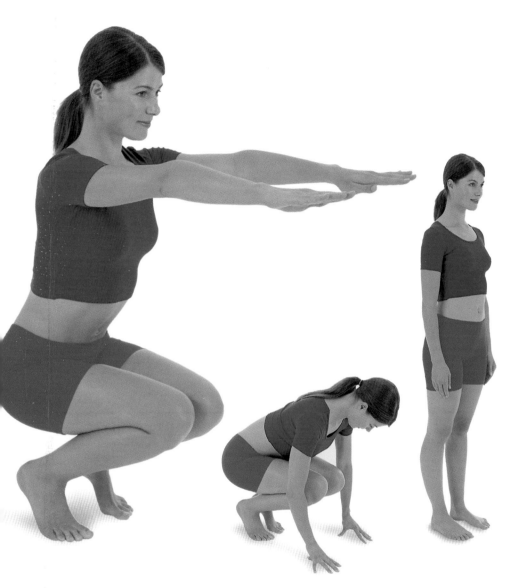

5 Llegue a un ángulo de 90° con la cadera y las rodillas; respire profundamente y mantenga todos los músculos contraídos tanto tiempo como pueda.

6 Relájese hacia abajo y espere a que la respiración vuelva a ser normal. La energía debe fluir con rapidez por todo el cuerpo.

7 Lentamente estire la espalda y regrese al paso 1. Céntrese y mantenga la posición durante 5 segundos.

Árbol

El equilibrio proviene de una mente centrada. Aunque este
ejercicio parece muy sencillo, no podrá mantener el
equilibrio a menos que realmente se concentre. Imagínese
que es una estatua. La pierna sobre la cual recae el peso
debe estar recta. Sujétese al suelo con los dedos de los pies
y levante la rodilla tensando el músculo arriba de la rótula.
Tenga mucho cuidado en no forzarse demasiado.

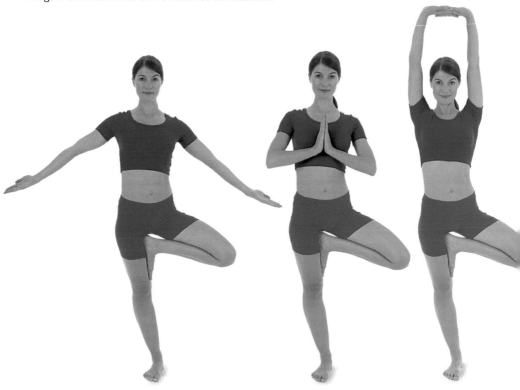

1 Empiece en la postura
perfecta con la mirada
hacia el frente;
coloque el pie izquierdo
tan alto como pueda en el
muslo derecho. Estire los
brazos a los lados. Haga
equilibrio y céntrese.

2 Junte las palmas, pero
mantenga los hombros
abajo. Esta postura ayuda a
abrir la cadera para aumentar la
flexibilidad.

3 Levante los brazos
y entrelace los dedos.
Crezca como un árbol
y mantenga el pie plantado
en el suelo. Equilíbrese tanto
tiempo como le sea posible.

Letra T

Ésta es la única postura de yoga que no debe
mantenerse por más de 10 segundos. Es un estiramiento
poderoso y dinámico que incrementa el pulso y el ritmo
cardiaco, fortalece los músculos del corazón y aumenta
la capacidad pulmonar. La mejoría que produce
en la circulación da energía a todo el cuerpo.

La "letra T" enseña a tener un control perfecto sobre
el cuerpo y mejora el poder de la mente. No sólo reafirma
la cadera, los glúteos y la parte superior de los muslos,
sino que también; tonifica los músculos de los hombros
y la parte superior de los brazos, debido a la posición de
los brazos estirados con los codos rectos.

Al inclinarse hacia el frente, continúe pensando que
se estira hacia arriba también; esto evitará que encorve
la espalda. Cuando haya llegado al paso 3, continúe
estirándose con todas sus fuerzas.

1 Párese derecha con los
pies juntos y estire los
brazos sobre la cabeza
cerca de las orejas. Apriete una
palma contra la otra y cruce
los pulgares.

2 Ponga en punta la
pierna izquierda hacia
atrás sin flexionar la
rodilla. Fije la mirada en un
punto hacia el frente.

3 Con la cadera alineada
y los músculos contraídos,
gire el cuerpo hacia adelante
como un bloque sólido hasta que
se encuentre paralelo al suelo.
Continúe con los dedos de los pies
en punta y estire los brazos hasta
que parezca una letra T. Mantenga
la postura durante 10 segundos
y después repita el ejercicio
con la otra pierna.

Levantamiento de pierna

Estos levantamientos de pierna fortalecen los músculos abdominales y aumentan la flexibilidad en la cadera y los tendones de la corva. También mejoran su concentración ya que le ayudan a concentrarse en la respiración. Cuando usted cambie de posición, haga movimientos precisos y conserve la mente y el cuerpo tan inmóviles como pueda. Si le cuesta trabajo llevar la cabeza a la rodilla, no lo haga a la fuerza, pues con el tiempo los tendones de la corva se aflojarán y la elasticidad de las piernas será mayor.

1 Acuéstese en el suelo con los brazos a los costados, los ojos abiertos y la mirada hacia arriba. Respire profunda y lentamente.

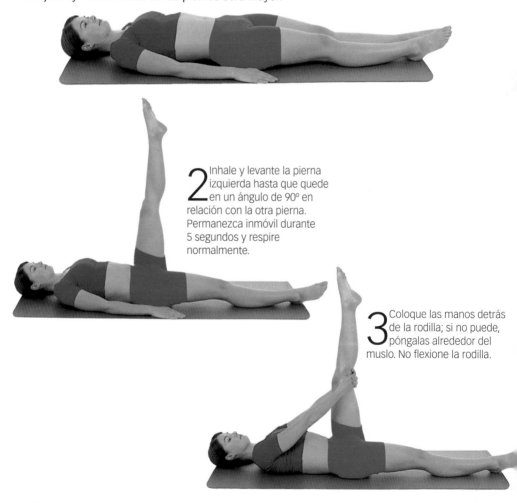

2 Inhale y levante la pierna izquierda hasta que quede en un ángulo de 90º en relación con la otra pierna. Permanezca inmóvil durante 5 segundos y respire normalmente.

3 Coloque las manos detrás de la rodilla; si no puede, póngalas alrededor del muslo. No flexione la rodilla.

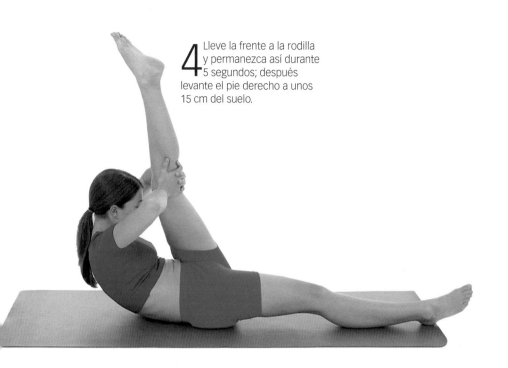

4 Lleve la frente a la rodilla y permanezca así durante 5 segundos; después levante el pie derecho a unos 15 cm del suelo.

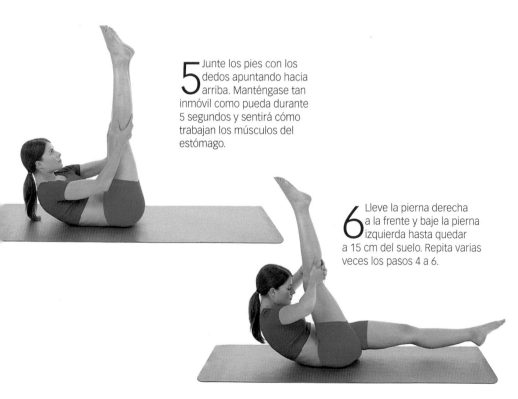

5 Junte los pies con los dedos apuntando hacia arriba. Manténgase tan inmóvil como pueda durante 5 segundos y sentirá cómo trabajan los músculos del estómago.

6 Lleve la pierna derecha a la frente y baje la pierna izquierda hasta quedar a 15 cm del suelo. Repita varias veces los pasos 4 a 6.

Saltamontes

El "saltamontes" es un ejercicio especialmente bueno para los músculos de los glúteos. Cuando las personas envejecen, estos músculos se empiezan a hacer flácidos; ésta es una zona muy difícil de aislar y tonificar. La mayoría de los ejercicios del yoga reafirman estos músculos debido a la atención constante que se da a la postura; el cóccix siempre está metido y los glúteos contraídos. Esta postura también fortalece la parte baja de la espalda y tonifica los músculos abdominales y los de las piernas, y de igual modo ayuda a curar dolencias como la ciática y el lumbago. Se trata de un ejercicio arduo, por lo que debe poner atención en mantener la respiración profunda y uniforme todo el tiempo.

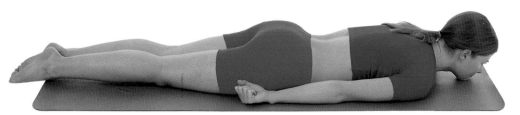

1 Comience este ejercicio colocando la barbilla sobre el suelo y los puños cerrados a los costados; ponga en punta los dedos de los pies.

2 Inhale y levante la pierna derecha en un ángulo de 45° respecto del suelo. Mantenga el hueso de la cadera abajo y sostenga la postura durante 10 segundos. Respire normalmente.

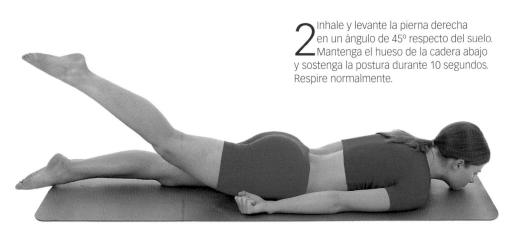

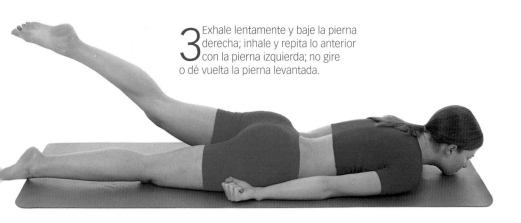

3 Exhale lentamente y baje la pierna derecha; inhale y repita lo anterior con la pierna izquierda; no gire o dé vuelta la pierna levantada.

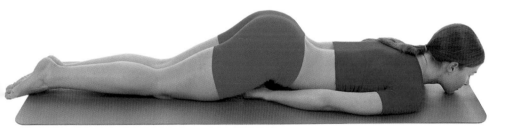

4 Levante la cadera del suelo y coloque los codos debajo de los huesos de la cadera; deje la barbilla sobre el suelo.

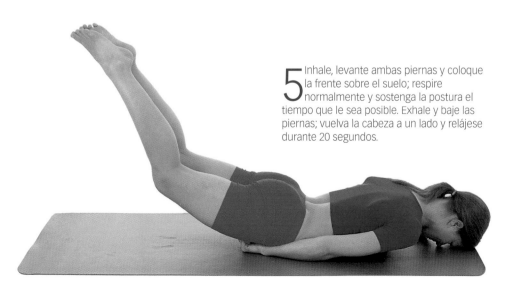

5 Inhale, levante ambas piernas y coloque la frente sobre el suelo; respire normalmente y sostenga la postura el tiempo que le sea posible. Exhale y baje las piernas; vuelva la cabeza a un lado y relájese durante 20 segundos.

Jet

Éste es un ejercicio rápido que aumenta el pulso, mejora la flexibilidad en general y desarrolla su vigor. Fortalece la parte baja de la espalda y tonifica cadera, glúteos y muslos. Además, balancearse sobre los huesos de la cadera endurece los músculos abdominales. Cuando llegue al paso 5 se sentirá como un avión listo para despegar.

1 Recuéstese y haga equilibrio con el codo, que debe quedar en línea recta con el omóplato. Flexione ambos pies y mantenga las rodillas derechas.

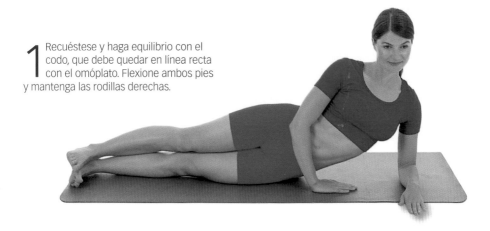

2 Flexione la rodilla derecha y tome el dedo gordo del pie con la mano derecha y el pulgar flexionado. El muslo derecho debe estar en un ángulo de 90° en relación con la pierna izquierda.

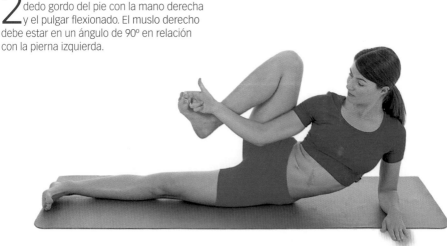

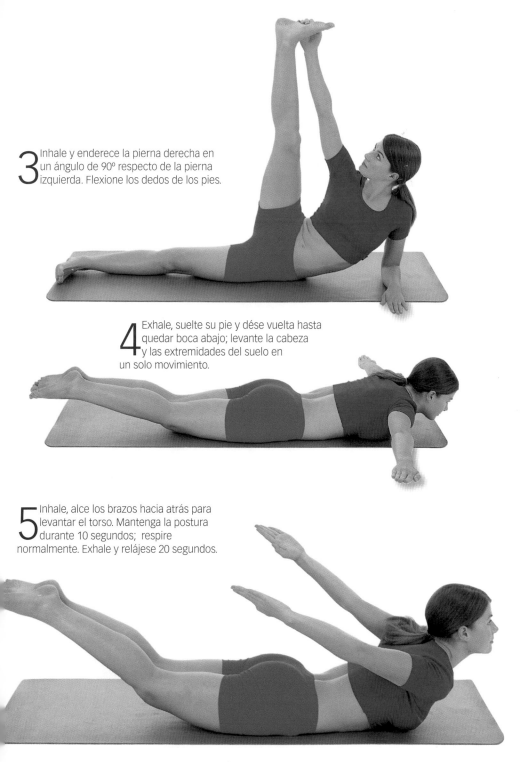

3 Inhale y enderece la pierna derecha en un ángulo de 90º respecto de la pierna izquierda. Flexione los dedos de los pies.

4 Exhale, suelte su pie y dése vuelta hasta quedar boca abajo; levante la cabeza y las extremidades del suelo en un solo movimiento.

5 Inhale, alce los brazos hacia atrás para levantar el torso. Mantenga la postura durante 10 segundos; respire normalmente. Exhale y relájese 20 segundos.

Extensión posterior

Este ejercicio fortalece la parte baja de la espalda y tonifica los músculos abdominales; es especialmente bueno para aplanar el estómago, sobre todo después de haber tenido un bebé. Es más difícil balancearse si usted está sentada, porque debe tener la espalda recta y soportar el peso del cuerpo sin usar los músculos de las piernas. Cuando termine el ejercicio, relájese sobre la espalda como en el paso 1 de "relajación profunda" (*véase* la p. 122).

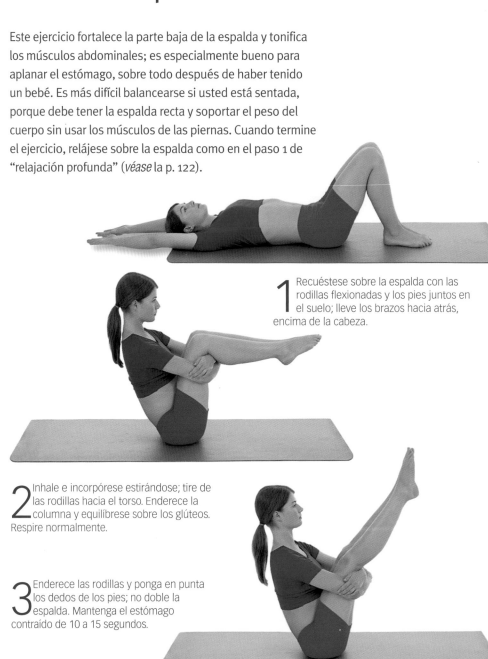

1 Recuéstese sobre la espalda con las rodillas flexionadas y los pies juntos en el suelo; lleve los brazos hacia atrás, encima de la cabeza.

2 Inhale e incorpórese estirándose; tire de las rodillas hacia el torso. Enderece la columna y equilíbrese sobre los glúteos. Respire normalmente.

3 Enderece las rodillas y ponga en punta los dedos de los pies; no doble la espalda. Mantenga el estómago contraído de 10 a 15 segundos.

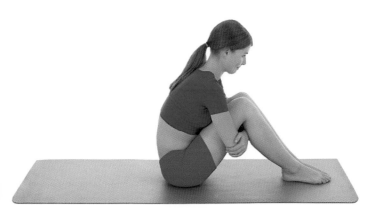

4 Exhale y relájese hacia adelante, bajando los pies al suelo. Incline la cabeza un poco y encorve la espalda.

5 Estire totalmente las piernas y alárguese desde el cóccix. Respire normalmente y empuje la barbilla hacia el frente. Coloque los dedos de la mano alrededor de los dedos gordos del pie y flexione !os pulgares.

6 Baje el tronco hacia el frente tanto como pueda y después incline la frente hasta las rodillas durante 20 segundos. Para soltar la postura, siéntese con la espalda recta y relájese hacia atrás.

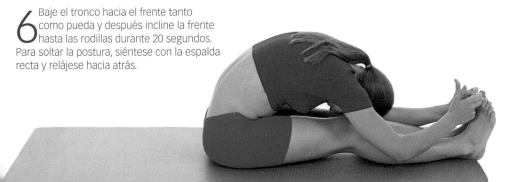

Equilibrio sobre un brazo

Este ejercicio es excelente para fortalecer los antebrazos, la parte superior de los brazos y los hombros. Aunque parece difícil, cuando su cuerpo esté perfectamente alineado, se sorprenderá cuán fácil es hacerlo. Cuando hombros, cadera y pies están en línea recta, su cuerpo se vuelve ingrávido y descubrirá que tiene total control sobre él.

Se requiere mucha energía para las posturas de equilibrio, ya que se necesita gran concentración para llevarlas a cabo. Conforme la postura se vaya haciendo más difícil, respire profundamente al realizar el movimiento y se dará cuenta de que el nivel de energía aumenta.

1 Recuéstese boca abajo con la columna recta, los dedos de los pies flexionados y las manos debajo de los omóplatos. Mire hacia el frente.

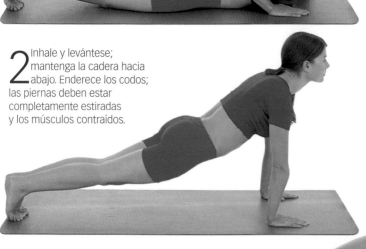

2 Inhale y levántese; mantenga la cadera hacia abajo. Enderece los codos; las piernas deben estar completamente estiradas y los músculos contraídos.

3 Gire hasta quedar sostenida por la mano izquierda y estire el brazo derecho. Revise que sus pies queden paralelos y todo el cuerpo derecho. Mantenga la postura durante 8 segundos, respirando profundamente.

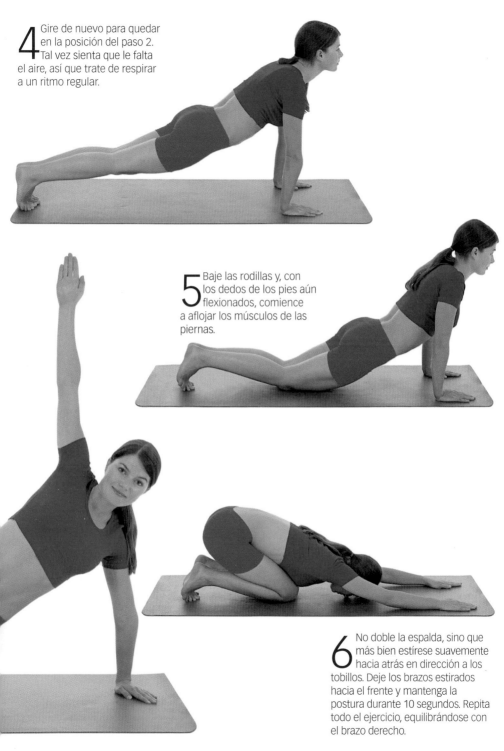

4 Gire de nuevo para quedar en la posición del paso 2. Tal vez sienta que le falta el aire, así que trate de respirar a un ritmo regular.

5 Baje las rodillas y, con los dedos de los pies aún flexionados, comience a aflojar los músculos de las piernas.

6 No doble la espalda, sino que más bien estírese suavemente hacia atrás en dirección a los tobillos. Deje los brazos estirados hacia el frente y mantenga la postura durante 10 segundos. Repita todo el ejercicio, equilibrándose con el brazo derecho.

Estiramiento con las manos

1 Siéntese sobre los talones con la espalda recta, ponga su brazo derecho detrás de la parte baja de la espalda y vea que la palma esté hacia arriba. Doble el codo izquierdo y levante el brazo por encima de la cabeza.

Mucha gente se desanima cuando intenta hacer este ejercicio por primera vez, ya que parece sencillo pero en realidad es muy difícil. Tal vez pueda hacerlo de un lado y del otro no; no obstante, si lo practica en forma regular, sentirá que los músculos tensos se aflojan. Como este ejercicio se ha diseñado para incrementar la capacidad torácica y relajar la tensión en el cuello y los hombros, es importante mantener los hombros derechos para que la parte superior de la espalda esté alineada.

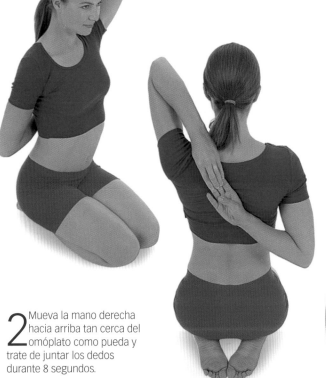

2 Mueva la mano derecha hacia arriba tan cerca del omóplato como pueda y trate de juntar los dedos durante 8 segundos.

3 Repita el ejercicio del otro lado, coloque el brazo izquierdo atrás y el brazo derecho sobre el hombro.

Respiración con los brazos

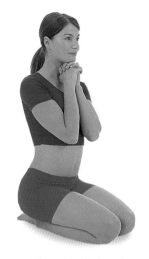

La mayoría de la gente utiliza sólo 10% de su capacidad pulmonar al respirar, lo cual produce aletargamiento y hace que la energía se agote, además de que agrava los problemas como el asma, el enfisema y las insuficiencias respiratorias.

Esta técnica de respiración está ideada para combatir esos problemas, expande la capacidad pulmonar y mejora la circulación en todo el cuerpo. Mientras inhala profunda y lentamente por la nariz, sentirá cómo los pulmones se llenan de aire. Cuando tenga los codos levantados, sostenga la respiración y sienta la tensión en cuello, hombros y codos; después, al exhalar por la boca, concéntrese en dejar que el aire escape de manera lenta y uniforme.

1 Siéntese sobre los talones con las manos juntas debajo de la barbilla. Revise que ésta permanezca paralela al suelo.

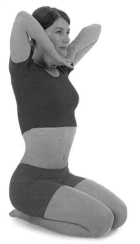

2 Inhale durante 6 segundos y al mismo tiempo levante los codos tan arriba como sea posible; no se incline hacia adelante y mantenga la espalda derecha.

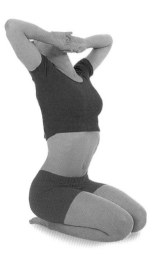

3 Los movimientos deben ser fluidos. Exhale lentamente por la boca mientras vuelve la mirada hacia arriba y deja caer la cabeza hacia atrás.

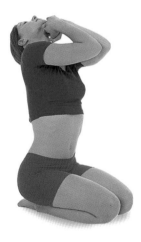

4 Continúe exhalando por la boca mientras junta los codos; los dedos deben estar entrelazados y los nudillos contra la barbilla. Baje los brazos a los costados y descanse un momento. Repita el ejercicio 10 veces.

Estiramiento perfecto

Estirarse es la mejor manera de ponerse en forma de pies a cabeza. En el yogarcicio, los músculos se estiran longitudinalmente al máximo. Este alargamiento mejora su tonicidad y elimina la grasa que rodea cada célula, por lo que ayuda a reducir la celulitis y mejora la figura.

El estiramiento tiene efectos en la salud de todo el cuerpo, porque aumenta la circulación y calma y tranquiliza el sistema nervioso. Ésta es la forma más suave de relajar la tensión en los grupos de músculos; los movimientos hacia el frente, los lados y hacia atrás permiten que el cuerpo regrese al alineamiento perfecto. El estiramiento incrementa la flexibilidad y la elasticidad, y también ayuda a desintoxicar el cuerpo, estimula el drenaje linfático, fortalece el sistema inmunológico y ayuda a prevenir enfermedades comunes.

Cuando usted se estira con esta rutina, visualícese como una liga de hule. Estire con todas sus fuerzas. Al terminar, sentirá cómo se libera una gran cantidad de energía, igual que cuando se suelta una liga que se ha estirado hasta el límite.

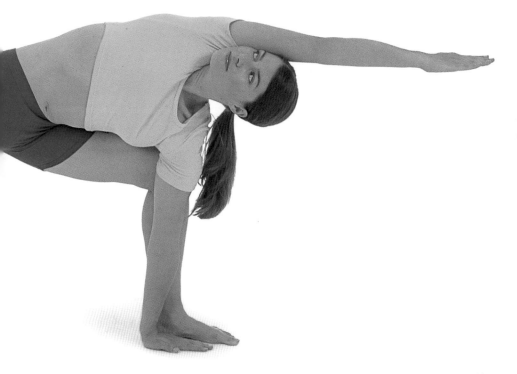

Estiramiento hacia arriba 1

Estirarse hacia arriba corrige la mala postura y confiere gracia y equilibrio. Plante los pies firmemente en el suelo, estírese hacia arriba y levante los músculos que están arriba de la rótula, así como los de la cadera, los muslos y la cintura. Eleve el torso, pero empuje los omóplatos hacia abajo; estire el cuello, pero mantenga la barbilla nivelada como si un hilo la tirara desde la coronilla.

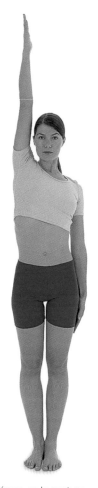 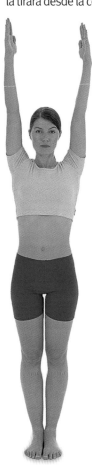 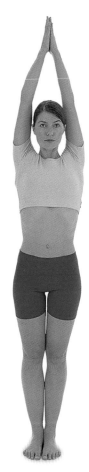

1 Párese en la postura perfecta y distribuya su peso de manera uniforme entre los talones y los dedos de los pies; levante el brazo derecho.

2 Sujétese al suelo con los dedos de los pies y levante el brazo izquierdo. Estírese hacia arriba sin subir los hombros y sostenga la posición durante 5 segundos.

3 Junte las palmas con los codos estirados tan cerca de las orejas como le sea posible y manténgase así durante 5 segundos.

Estiramiento hacia arriba 2

Este estiramiento va un paso más allá que el anterior; centra
la atención mientras se equilibra sobre los dedos de los pies.
Cada músculo se estira y tonifica al mismo tiempo que la mente
permanece absolutamente quieta. Cuanto más tiempo esté de
puntillas, más control tendrá sobre el cuerpo. Es muy importante
levantar los músculos que están arriba de la rótula mientras se
estira, yaque esto le ayudará a mantener el
equilibrio.

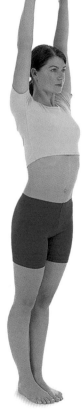

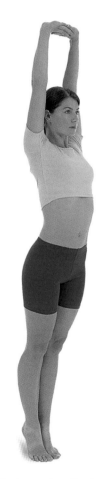

1 Párese con los pies juntos
y los brazos estirados
sobre la cabeza; entrelace
las puntas de los dedos y deje
los codos derechos.

2 Centre su atención al
frente de usted, levante los
talones y equilíbrese sobre
los dedos de los pies. Estírese
hacia arriba lo más que pueda
con cada músculo del cuerpo.

Estiramiento de lado

Estirarse hacia los lados es un movimiento esencial para conservar la movilidad y la apariencia juvenil. El "estiramiento de lado" afina la cintura y quema el exceso de grasa de cadera y muslos. Debe estirarse desde la cadera y no desde la cintura, manteniendo la cadera quieta y los pies firmemente plantados en el suelo. Es importante que no se incline hacia delante. Imagine que se estira desde los dedos de los pies hasta la punta de los dedos de la mano.

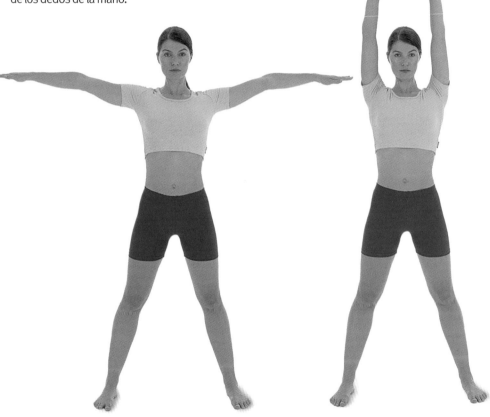

1 Párese derecha con los brazos estirados, separe los pies 1 metro entre uno y otro, con los dedos apuntando hacia fuera. Respire normalmente.

2 Inhale y suba los brazos por encima de la cabeza. Estírese hacia arriba tanto como sea posible con las palmas hacia arriba y los dedos entrelazados.

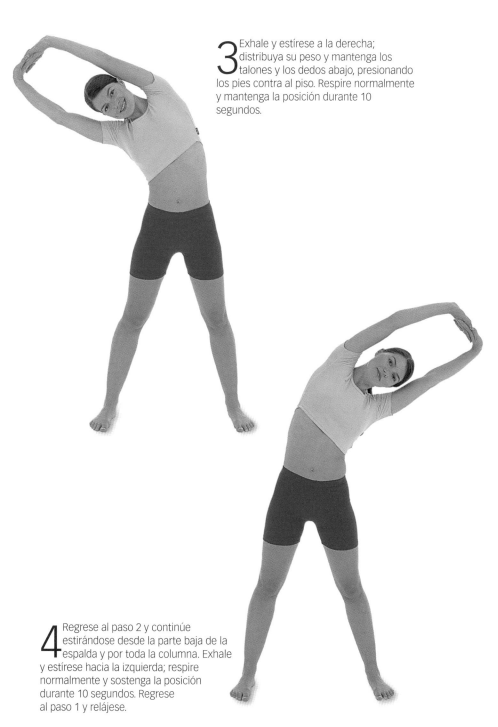

3 Exhale y estírese a la derecha; distribuya su peso y mantenga los talones y los dedos abajo, presionando los pies contra al piso. Respire normalmente y mantenga la posición durante 10 segundos.

4 Regrese al paso 2 y continúe estirándose desde la parte baja de la espalda y por toda la columna. Exhale y estírese hacia la izquierda; respire normalmente y sostenga la posición durante 10 segundos. Regrese al paso 1 y relájese.

Triángulo

El "triángulo" es aún más eficaz que el "Estiramiento de lado" y da más flexibilidad a los músculos de las piernas y la cadera. Estirar la columna lateralmente de ambos lados aumenta la elasticidad y tonifica los nervios de la columna, ayuda a aliviar el dolor de espalda así como las torceduras de cuello. También desarrolla los músculos del torso, tonifica los órganos abdominales e incrementa el vigor. Este ejercicio parece muy sencillo, pero en realidad es bastante difícil no doblar el brazo y mantener la espalda recta, como en el paso 4.

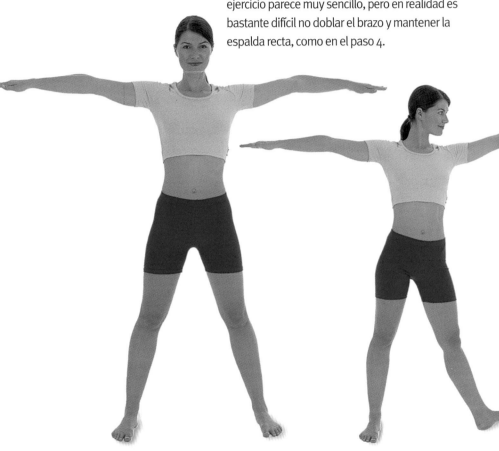

1 Párese derecha con los brazos estirados a los lados, los hombros abajo y los codos rectos. Los dedos de la mano deben estar juntos y los pies separados a 1 metro con los dedos hacia afuera. Respire normalmente.

2 Gire el pie izquierdo 90° y el derecho un poco hacia adentro. El talón del pie izquierdo debe estar alineado con el empeine derecho.

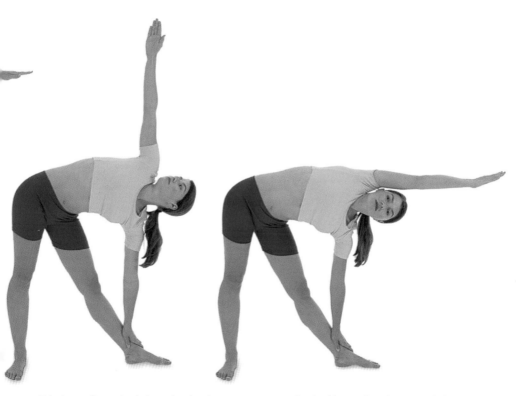

3 Exhale y estírese desde la cadera hacia su lado izquierdo; baje la palma izquierda hasta el tobillo y estire el brazo derecho hacia arriba en línea con el hombro izquierdo. Vea hacia la mano derecha, respire normalmente y sostenga la postura durante 20 segundos.

4 Extienda el brazo derecho cerca de la oreja; no flexione el codo. Continúe mirando hacia arriba y estire la columna hasta que sienta la piel tensa sobre el músculo. Mantenga la postura durante 15 segundos; después regrese al paso 1 y repita con la pierna derecha.

Estiramientos de cabeza a rodilla de lado

Estos estiramientos fortalecen los músculos de las piernas y mejoran el equilibrio y la concentración. Mientras la cabeza descansa sobre la rodilla, los órganos abdominales se contraen y tonifican. El flujo de oxígeno revitaliza, limpia y purifica estos órganos. Cuando lleve a cabo estos ejercicios, revise que la cadera y el torso vean completamente de lado. Deberá sentir un fuerte estiramiento en la parte trasera de la rodilla; si no puede mantener la rodilla derecha, flexiónela un poco como en el paso 5.

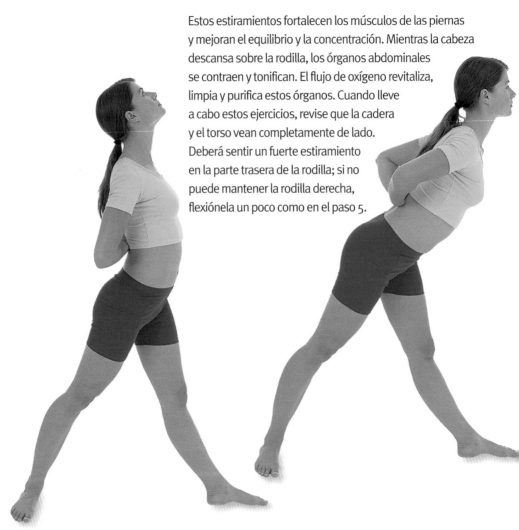

1 Comience con el paso 1 del triángulo (*véase* la p. 64); después vuélvase hacia un lado y junte las manos atrás de la espalda. Vea hacia arriba, haciendo un arco con la espalda, e inhale.

2 Exhale y estírese desde el cóccix con la barbilla extendida hacia el frente. Mantenga ambas rodillas derechas y las rótulas trabadas para conservar el equilibrio.

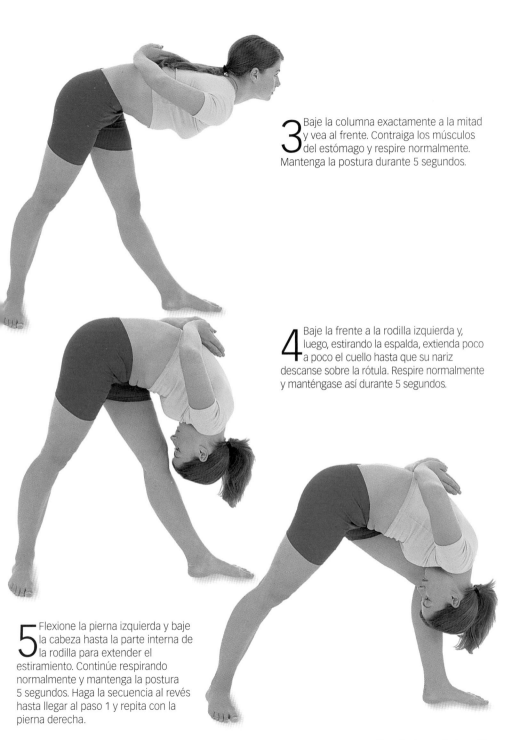

3 Baje la columna exactamente a la mitad y vea al frente. Contraiga los músculos del estómago y respire normalmente. Mantenga la postura durante 5 segundos.

4 Baje la frente a la rodilla izquierda y, luego, estirando la espalda, extienda poco a poco el cuello hasta que su nariz descanse sobre la rótula. Respire normalmente y manténgase así durante 5 segundos.

5 Flexione la pierna izquierda y baje la cabeza hasta la parte interna de la rodilla para extender el estiramiento. Continúe respirando normalmente y mantenga la postura 5 segundos. Haga la secuencia al revés hasta llegar al paso 1 y repita con la pierna derecha.

Torsión vertical

La "torsión vertical" es un ejercicio de "triángulo giratorio" que ayuda a aliviar algunos problemas de espalda, en especial lumbago y ciática. También fortalece los músculos de las piernas, vigoriza los órganos abdominales y aumenta la flexibilidad de la cadera. Mantenga las piernas derechas y, al inclinarse hacia el frente desde la parte baja de la espalda, deslice la mano por la pierna hasta el tobillo; tome la parte trasera del tobillo y gire tanto como pueda.

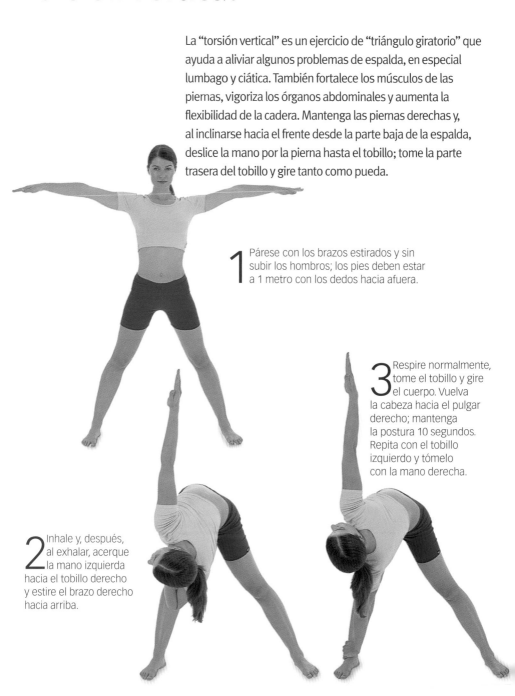

1 Párese con los brazos estirados y sin subir los hombros; los pies deben estar a 1 metro con los dedos hacia afuera.

3 Respire normalmente, tome el tobillo y gire el cuerpo. Vuelva la cabeza hacia el pulgar derecho; mantenga la postura 10 segundos. Repita con el tobillo izquierdo y tómelo con la mano derecha.

2 Inhale y, después, al exhalar, acerque la mano izquierda hacia el tobillo derecho y estire el brazo derecho hacia arriba.

Guerrero

El "guerrero" es un estiramiento dinámico que crea seguridad y equilibrio. Puede parecer sencillo, pero mantenerse en alineación perfecta no es fácil. El yogarcicio enseña disciplina de movimiento, así que debe seguirse cada detalle para obtener el máximo beneficio. Al lanzar la rodilla, ésta debe estar sobre el pie y no más adelante, ya que esto puede causar tensión en la rodilla. Trate de hacer un ángulo de 90° entre los muslos y las piernas.

1 Párese derecha con los brazos estirados; mantenga los hombros abajo y los codos rectos. Junte los dedos de las manos; los pies deben estar a 1.2 m uno de otro, con los dedos hacia adelante. Respire normalmente.

2 Gire el pie izquierdo 90° y mueva el derecho un poco hacia adentro. El talón izquierdo debe estar alineado con el empeine derecho.

3 Lance la rodilla derecha hasta que el muslo izquierdo quede paralelo al suelo. La columna debe estar derecha y la pierna derecha estirada con el pie sobre el suelo. Mantenga la postura de 10 a 15 segundos y repita el ejercicio con la pierna derecha.

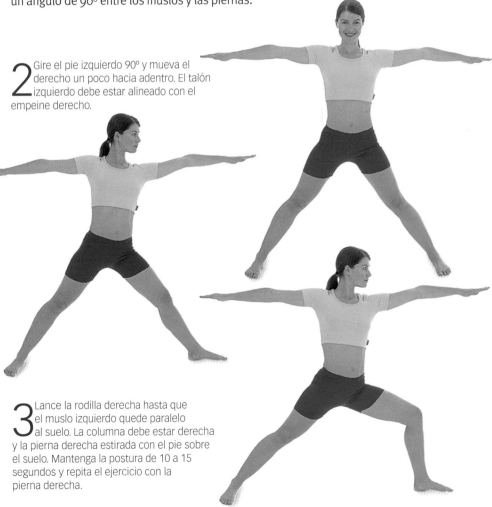

Guerrero extendido

Este intenso estiramiento tonifica cada músculo y tendón del cuerpo, adelgaza la parte superior de los muslos, la cadera y la cintura; revitaliza los órganos internos y calma los nervios. También es benéfico para el sistema endocrino, que está integrado por las glándulas pituitaria, tiroides, páncreas y gónadas, las cuales segregan hormonas. Las posturas del yoga ayudan a fortalecer el sistema endocrino y controlan las emociones.

1 Párese derecha con los brazos estirados, los hombros abajo y los pies separados. Visualícese en el paso 4 como preparación para los movimientos difíciles que siguen.

2 Siga las instrucciones de los pasos 2 y 3 del "Guerrero" (*véase* la p. 69). Distribuya su peso en forma equitativa entre las piernas y presione los pies contra el suelo. Trate de hacer un ángulo de 90° entre los muslos y la parte baja de las piernas.

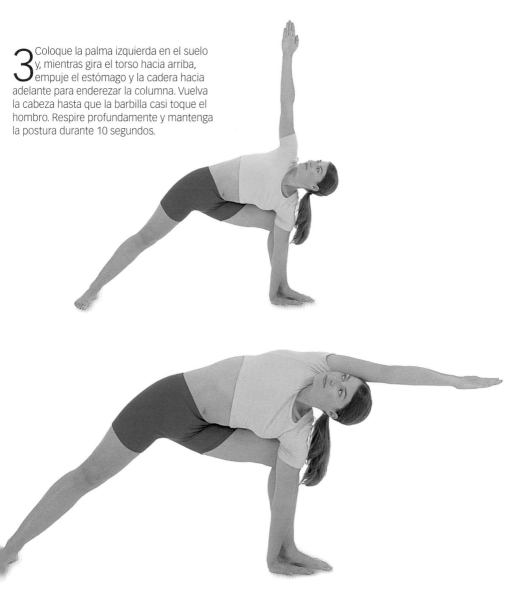

3 Coloque la palma izquierda en el suelo y, mientras gira el torso hacia arriba, empuje el estómago y la cadera hacia adelante para enderezar la columna. Vuelva la cabeza hasta que la barbilla casi toque el hombro. Respire profundamente y mantenga la postura durante 10 segundos.

4 Mueva el brazo derecho cerca de la oreja con el codo estirado. Los dedos deben estar juntos y la palma viendo hacia abajo. Enderece la espalda un poco más. Regrese al paso 2, luego al 1 y repita la secuencia con la otra pierna; termine el ejercicio como se muestra.

Estiramiento de cabeza al suelo

Estirarse hacia el frente desde la cadera tiene un profundo efecto sobre el sistema nervioso central; aumenta la flexibilidad en los tendones de la corva y la cadera, y la columna se vigoriza gracias al incremento de la circulación. Es muy importante que piense en "alargarse" desde el cóccix y no desde la cintura. Mantenga en todo momento la columna derecha y relájese suave y lentamente en el estiramiento. Nunca salte o haga movimientos bruscos.

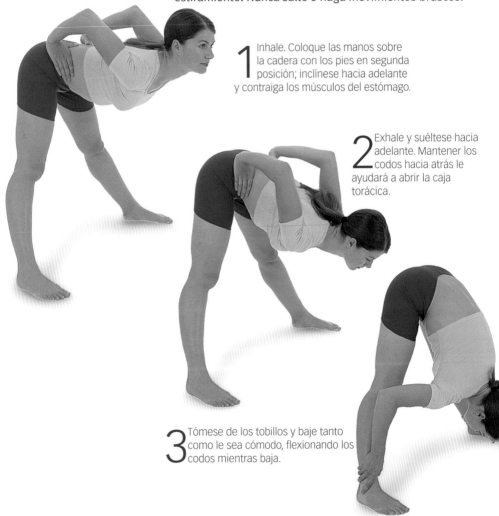

1 Inhale. Coloque las manos sobre la cadera con los pies en segunda posición; inclínese hacia adelante y contraiga los músculos del estómago.

2 Exhale y suéltese hacia adelante. Mantener los codos hacia atrás le ayudará a abrir la caja torácica.

3 Tómese de los tobillos y baje tanto como le sea cómodo, flexionando los codos mientras baja.

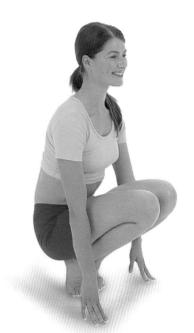

5 Camine con las manos hacia atrás, exhale y dé un brinco con los pies juntos hasta ponerse en primera posición con los talones levantados.

6 Inhale, enderece la espalda y equilíbrese sobre los dedos de los pies. Después, póngase de pie y con suavidad estire la espalda.

4 Con las palmas sobre el suelo, camine con las manos hacia el frente hasta donde le sea posible. Estire la columna y mantenga la posición durante 30 segundos.

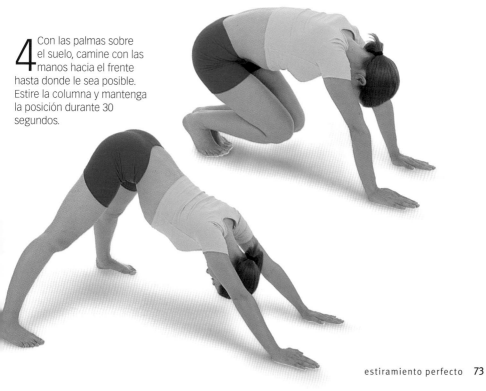

Estiramiento de lado sentada

Es vital aprender a estirarse en forma correcta. La tendencia normal es soltar la cintura y encorvar la columna, pero esto debe evitarse, ya que comprime la parte frontal del cuerpo, tensa los ligamentos y presiona los discos de la columna vertebral. En cambio, debe estirarse desde el cóccix y alargarse hacia adelante. Cuando se estira hacia el frente, la circulación a los riñones mejora y muchas toxinas dañinas se eliminan del cuerpo. Los órganos intestinales y los músculos abdominales se tonifican; los problemas de espalda se alivian al estimular el nervio ciático y la flexibilidad aumenta, sobre todo en los tendones de la corva, cadera y columna.

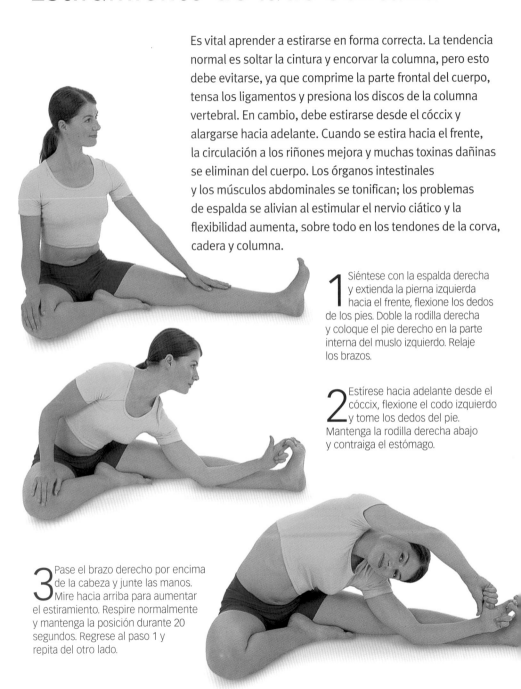

1 Siéntese con la espalda derecha y extienda la pierna izquierda hacia el frente, flexione los dedos de los pies. Doble la rodilla derecha y coloque el pie derecho en la parte interna del muslo izquierdo. Relaje los brazos.

2 Estírese hacia adelante desde el cóccix, flexione el codo izquierdo y tome los dedos del pie. Mantenga la rodilla derecha abajo y contraiga el estómago.

3 Pase el brazo derecho por encima de la cabeza y junte las manos. Mire hacia arriba para aumentar el estiramiento. Respire normalmente y mantenga la posición durante 20 segundos. Regrese al paso 1 y repita del otro lado.

Estiramiento de lado para caderas y muslos

Al principio, a mucha gente le costará trabajo sentarse derecha en la segunda posición abierta, porque los músculos abdominales y los de la parte baja de la espalda están débiles. Al realizar este estiramiento, mantenga los muslos echados hacia atrás y empuje las rótulas hacia abajo. No debe quedar espacio alguno debajo de las rodillas. Si puede, tome el dedo gordo del pie en el paso 2.

1 Siéntese con la espalda derecha y empuje el cóccix hacia el suelo. Junte las palmas y separe las piernas en segunda posición; respire normalmente y después inhale. Mientras exhala lentamente, inclínese a la izquierda.

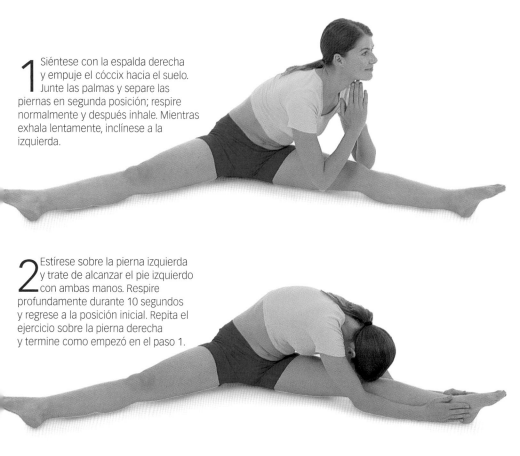

2 Estírese sobre la pierna izquierda y trate de alcanzar el pie izquierdo con ambas manos. Respire profundamente durante 10 segundos y regrese a la posición inicial. Repita el ejercicio sobre la pierna derecha y termine como empezó en el paso 1.

Estiramiento de columna

Sólo con la práctica y la perseverancia su cadera y sus muslos se volverán lo bastante flexible para hacer este ejercicio y lograr su propósito: llevar la cabeza al frente hasta el suelo. No haga movimientos bruscos, respire profundamente y relájese en el paso 3 para aumentar la flexibilidad.

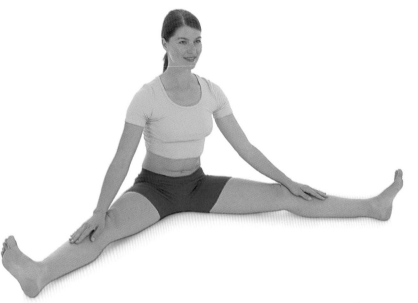

1 Siéntese con la espalda tan derecha como pueda; empuje el cóccix hacia el suelo. Abra las piernas lo más posible en la segunda posición, flexione los dedos de los pies hacia atrás y empuje los músculos de la rótula hacia abajo. Respire profundamente.

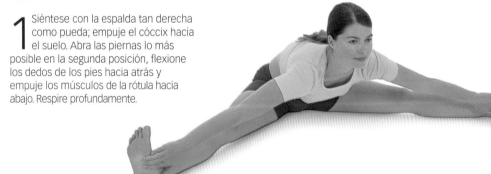

2 Mantenga las piernas derechas y coloque las manos al lado de las rodillas o los tobillos o, si puede, de los talones.

3 Coloque los brazos rectos hacia el frente sobre el suelo y estírese hacia adelante lo más que pueda.

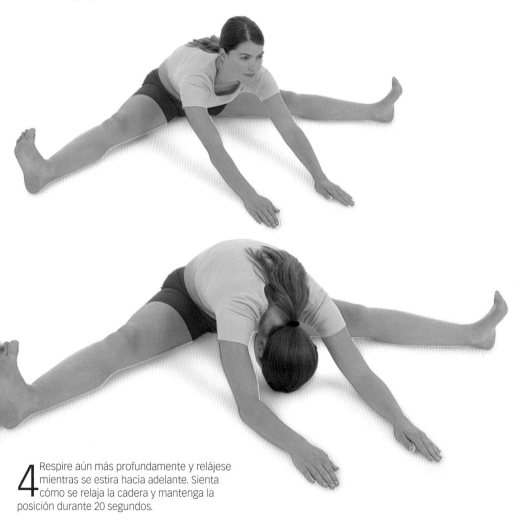

4 Respire aún más profundamente y relájese mientras se estira hacia adelante. Sienta cómo se relaja la cadera y mantenga la posición durante 20 segundos.

Mariposas

Este estiramiento está concebido especialmente para trabajar con las articulaciones de la cadera. La inclinación hacia adelante en esta posición actúa como una pesa natural que abre la cadera y los muslos. Cuando realice este ejercicio, respire profundamente desde el diafragma para soltar y relajar los músculos.

1 Junte las plantas de los pies y tómese de los dedos de los pies. Respire normalmente.

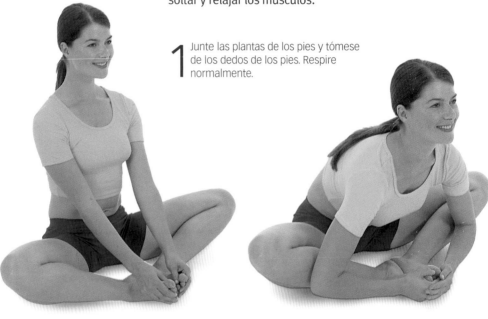

2 Inclínese hacia adelante con la espalda recta; levante la barbilla hacia el frente. Cuando se haya estirado al máximo, relájese hacia abajo.

3 Baje la frente hacia los pies con lentitud. Trate de abrir las rodillas sin forzarlas. Mantenga la posición y respire profundamente durante 10 segundos.

Fuerza vital

Esta técnica de respiración centra el cuerpo y mantiene quieta la mente; produce un flujo continuo de energía que ayuda a relajar los músculos tensos. Cuando practique esta técnica concéntrese en cómo fluye la energía por todo su cuerpo después de los ejercicios de estiramiento. Siéntese en posición de loto o semiloto. Si esta posición le es incómoda, intente sentarse con las piernas cruzadas o en una silla.

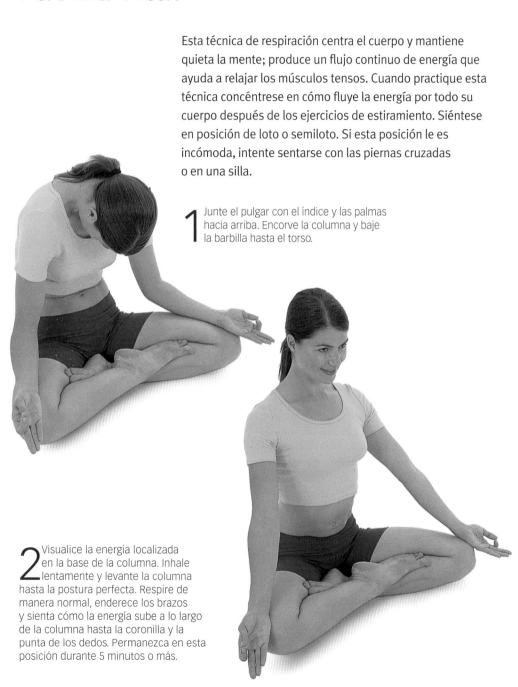

1 Junte el pulgar con el índice y las palmas hacia arriba. Encorve la columna y baje la barbilla hasta el torso.

2 Visualice la energía localizada en la base de la columna. Inhale lentamente y levante la columna hasta la postura perfecta. Respire de manera normal, enderece los brazos y sienta cómo la energía sube a lo largo de la columna hasta la coronilla y la punta de los dedos. Permanezca en esta posición durante 5 minutos o más.

Asanas clásicas

Este capítulo está basado en las *asanas* más conocidas del *Hatha* Yoga que armonizan mente y cuerpo. Los siguientes ejercicios están diseñados específicamente para desarrollar vigor, incrementar la flexibilidad y la elasticidad, y ayudan a enfocar la mente y mejorar la concentración. Notará que en muchas de las posturas se necesita equilibrio, y éste proviene de una mente enfocada. El solo hecho de mantener una postura por un tiempo fuerza a la mente y al cuerpo a armonizarse en forma natural. El resultado es una sensación maravillosa de tranquilidad y calma.

Los ejercicios clásicos nos ponen realmente a prueba y son muy dinámicos. Al principio parecerán difíciles, pero con la práctica regular pronto verá progresos. Recuerde siempre respirar desde el diafragma. Cada *asana* trabaja sobre órganos específicos en el cuerpo, y es importante respirar correctamente para que llegue oxígeno fresco a renovar las células de esos órganos.

Al experimentar la dicha de dominar estas *asanas*, su vida se verá transformada por una nueva perspectiva, una mejor salud y una actitud más positiva.

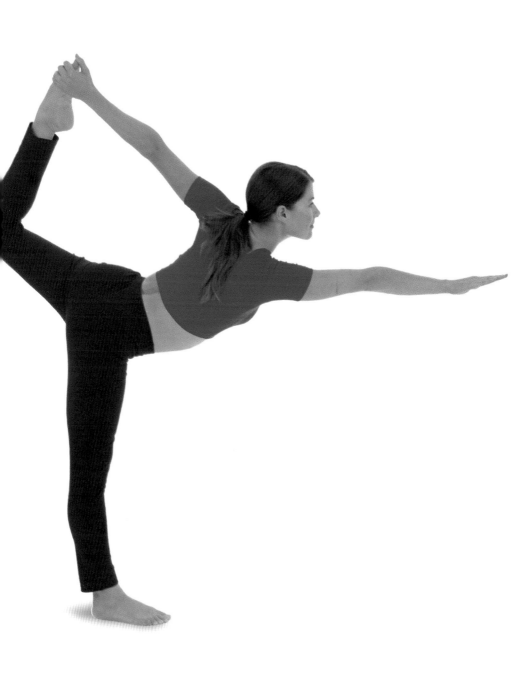

Águila

El "águila" requiere concentración y flexibilidad. Fortalece los músculos de la pantorrilla y elimina el exceso de grasa de los muslos. Cuando lo practique, enfoque su mirada en un punto frente a usted y trate de permanecer tan inmóvil como pueda. Éste es un ejercicio de "tierra", así que trate de hundirse lo más posible en la rodilla sobre la que está parada. Respire normalmente y repita la secuencia con la otra pierna.

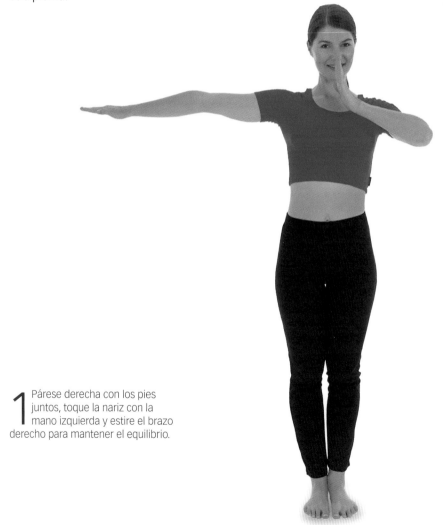

1 Párese derecha con los pies juntos, toque la nariz con la mano izquierda y estire el brazo derecho para mantener el equilibrio.

2 Flexione las rodillas y coloque la pierna izquierda alrededor de la derecha; cuanto más las flexione, más podrá enroscar la pierna.

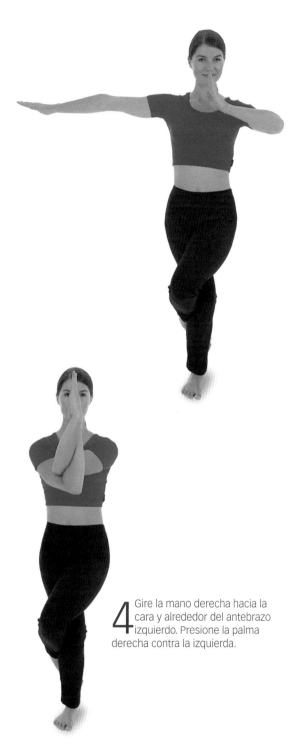

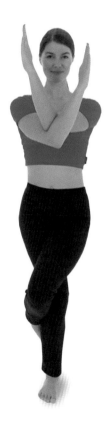

3 Ponga el brazo derecho debajo del izquierdo y cruce los codos. Mantenga los omóplatos abajo y colocados de manera uniforme.

4 Gire la mano derecha hacia la cara y alrededor del antebrazo izquierdo. Presione la palma derecha contra la izquierda.

Arco de pie

El "arco de pie" es una de las posturas clásicas más difíciles, ya que combina equilibrio, flexibilidad, vigor y fuerza. La postura ayuda a desarrollar concentración y determinación, y transfiere la circulación de un lado del cuerpo al otro. La energía se mueve en un círculo completo, y de esta manera el cuerpo se revitaliza y rejuvenece. Además, la caja torácica y los pulmones se expanden mientras que la parte baja de la espalda adquiere más fuerza y flexibilidad. Este ejercicio también mejora el tono muscular, incrementa la circulación y reduce la celulitis.

El reto es mantener la postura tanto tiempo como pueda, así que fíjese una meta y trate de aumentar el tiempo que mantiene la postura final. Cuando esté perfectamente alineado, el cuerpo estará equilibrado durante un periodo considerable.

El "Arco de pie" parece un ejercicio estático, pero es un estiramiento completo que sigue moviendo los músculos mientras usted mantiene la postura. Visualice su cuerpo como una liga que se estira de un lado al otro. Incremente el estiramiento al apuntar los dedos de los pies hacia atrás y extiéndase con el brazo hacia adelante para hacer un ángulo de 90° entre el brazo, el cuerpo y la pierna.

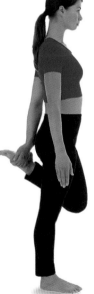

1 Párese derecha; centre su atención en un punto situado enfrente de usted. Párese en la pierna derecha, tratando de mantener el equilibrio, levante la pierna izquierda hacia atrás y sostenga el pie por la parte interna.

2 Levante el brazo derecho para ayudar a equilibrarse. Mantenga los codos derechos, sin flexionarlos, con los dedos apuntando hacia asfuera y la cadera derecha. Inhale.

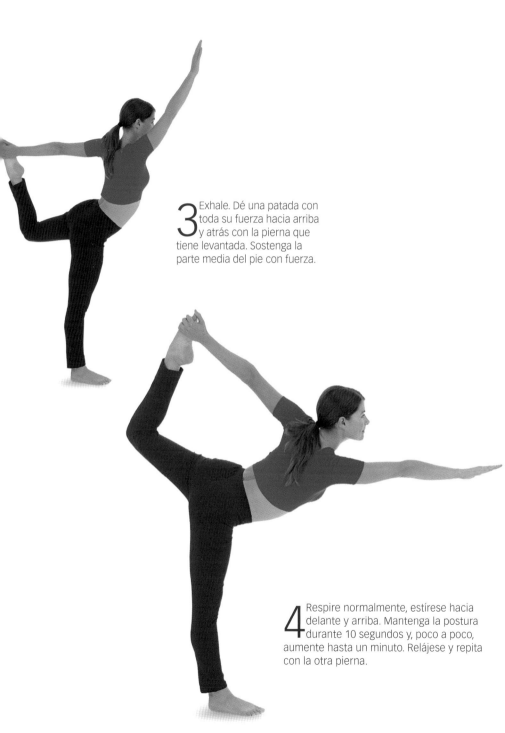

3 Exhale. Dé una patada con toda su fuerza hacia arriba y atrás con la pierna que tiene levantada. Sostenga la parte media del pie con fuerza.

4 Respire normalmente, estírese hacia delante y arriba. Mantenga la postura durante 10 segundos y, poco a poco, aumente hasta un minuto. Relájese y repita con la otra pierna.

Estiramiento para pierna de lado

Ésta es otra postura que se hace de pie; ayuda a desarrollar la concentración, el equilibrio y la flexibilidad. El aspecto fundamental que debe tener en mente a lo largo de todo el ejercicio es mantener perfectamente estirada la pierna sobre la cual está parada. Levantar el músculo que está arriba de la rótula le ayudará a equilibrarse. Si no puede estirar la pierna por completo en el paso 4, no se preocupe; es importante mantener la cadera derecha y la pierna de apoyo sin flexionar.

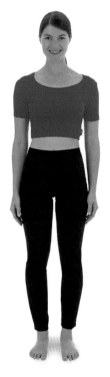 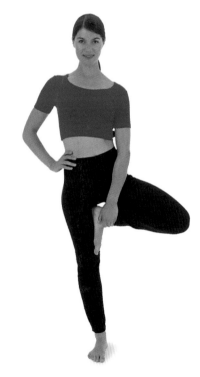

1 Párese en segunda posición con los pies a 10 cm uno de otro y los brazos a los costados. Centre la mirada al frente y respire normalmente.

2 Coloque la mano derecha sobre la cintura, con la mano izquierda lleve su pie izquierdo hacia la parte interna del muslo derecho y no flexione la pierna de apoyo.

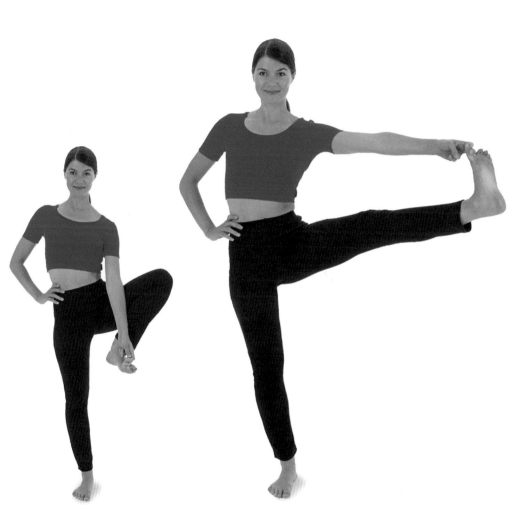

3 Tome el dedo gordo del pie con los dedos índice y medio y flexione el pulgar; al hacer esto, inclínese un poco a la derecha con la espalda recta.

4 Inhale y estire la pierna hacia fuera tanto como pueda. Exhale, respire normalmente y mantenga la postura durante 5 segundos. Regrese a la posición del paso 1 y repita el ejercicio con la pierna derecha.

Postura de extensión superior

Este ejercicio proporciona un gran suministro de sangre a la glándula tiroides. Esta glándula se localiza en el cuello y es la más importante del sistema endocrino, pues controla el metabolismo, que estabiliza las variaciones de peso y corrige los desequilibrios hormonales.

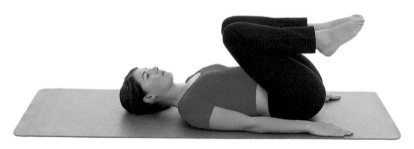

1 Comience por recostarse en el suelo con las palmas hacia abajo; inhale y lleve las rodillas hacia el torso.

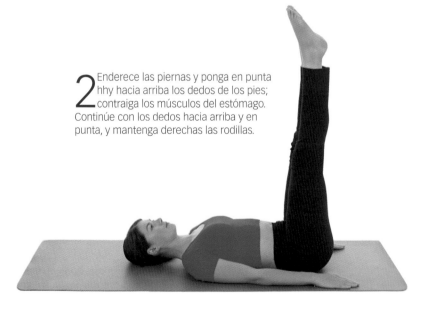

2 Enderece las piernas y ponga en punta hhy hacia arriba los dedos de los pies; contraiga los músculos del estómago. Continúe con los dedos hacia arriba y en punta, y mantenga derechas las rodillas.

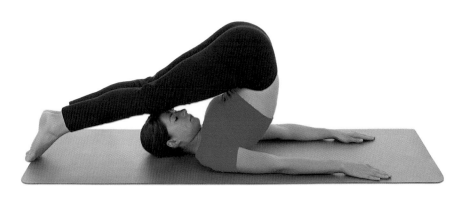

3 Exhale y empuje las palmas hacia abajo; lance las piernas por encima de la cabeza hasta quedar en la "postura del arado". Junte la barbilla con el torso.

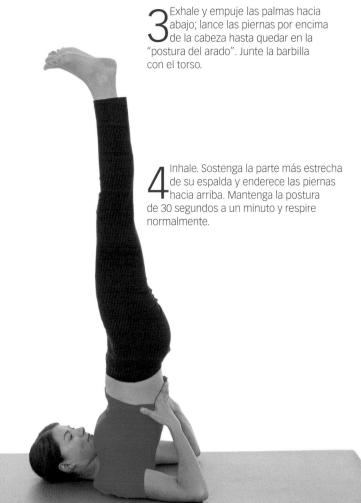

4 Inhale. Sostenga la parte más estrecha de su espalda y enderece las piernas hacia arriba. Mantenga la postura de 30 segundos a un minuto y respire normalmente.

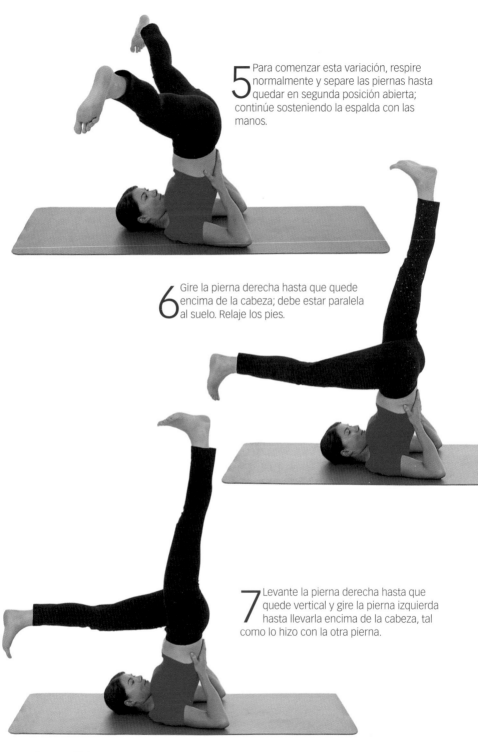

5 Para comenzar esta variación, respire normalmente y separe las piernas hasta quedar en segunda posición abierta; continúe sosteniendo la espalda con las manos.

6 Gire la pierna derecha hasta que quede encima de la cabeza; debe estar paralela al suelo. Relaje los pies.

7 Levante la pierna derecha hasta que quede vertical y gire la pierna izquierda hasta llevarla encima de la cabeza, tal como lo hizo con la otra pierna.

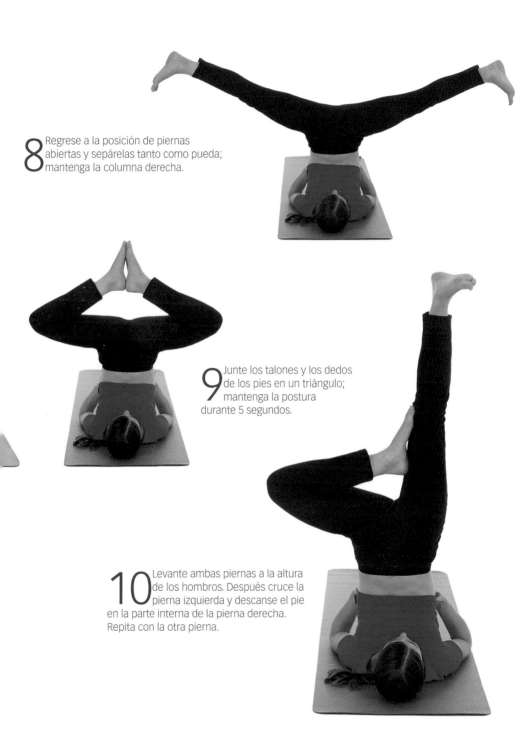

8 Regrese a la posición de piernas abiertas y sepárelas tanto como pueda; mantenga la columna derecha.

9 Junte los talones y los dedos de los pies en un triángulo; mantenga la postura durante 5 segundos.

10 Levante ambas piernas a la altura de los hombros. Después cruce la pierna izquierda y descanse el pie en la parte interna de la pierna derecha. Repita con la otra pierna.

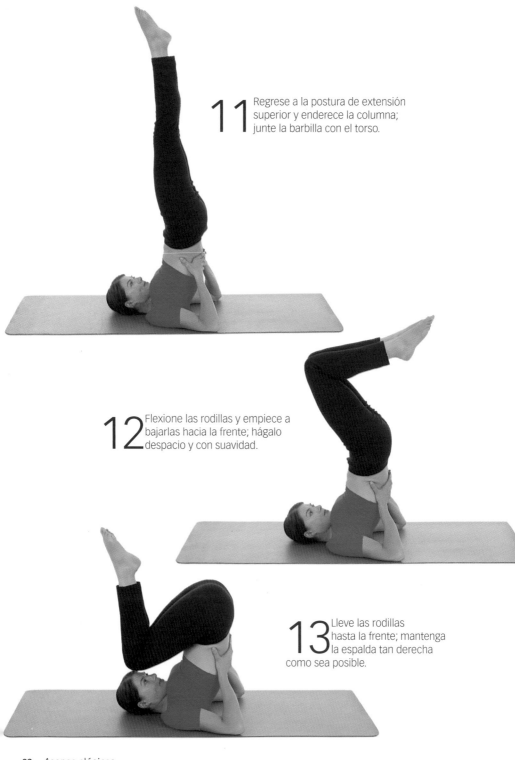

11 Regrese a la postura de extensión superior y enderece la columna; junte la barbilla con el torso.

12 Flexione las rodillas y empiece a bajarlas hacia la frente; hágalo despacio y con suavidad.

13 Lleve las rodillas hasta la frente; mantenga la espalda tan derecha como sea posible.

14 Baje los brazos al suelo. Baje la columna lentamente, concéntrese en ir pegando al suelo vértebra por vértebra; el cóccix es la última parte de la columna que debe llegar al suelo. Una vez que la columna esté recta, relaje hombros y brazos.

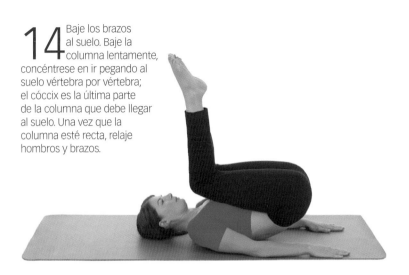

15 Continúe bajando las piernas en forma suave y fluida; no haga movimientos bruscos.

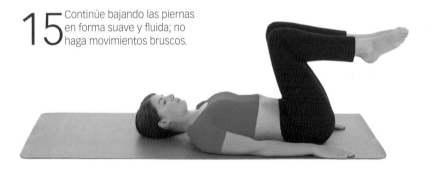

16 Relájese en el suelo; respire profundamente y sienta cómo la energía produce un cosquilleo a lo largo de la columna, los dedos de los pies y en la punta de los dedos de sus manos.

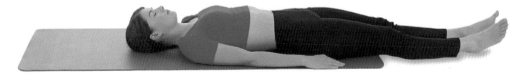

Pez

El "pez" siempre debe hacerse después del la "postura de extensión superior", para contrarrestar los efectos de la columna invertida. La cavidad torácica se expande y la respiración se hace más profunda, mientras que la tiroides se beneficia gracias al estiramiento del cuello, y los músculos abdominales y de las piernas se tonifican. También mejora la circulación que va a la cara y ayuda a prevenir arrugas y flacidez en los músculos del cuello y la garganta.

1 Recuéstese en el suelo con las palmas hacia arriba. Respire normalmente, vea hacia el frente y relaje los músculos de la cara.

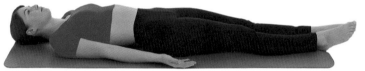

2 Inhale y levante el torso del suelo hacia el techo. Descanse sobre la coronilla para extender la postura.

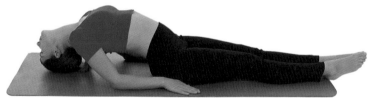

3 Respire normalmente y junte las palmas. Haga equilibrio con la coronilla y continúe levantando el torso hacia arriba.

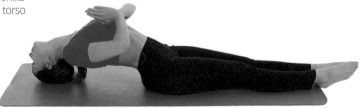

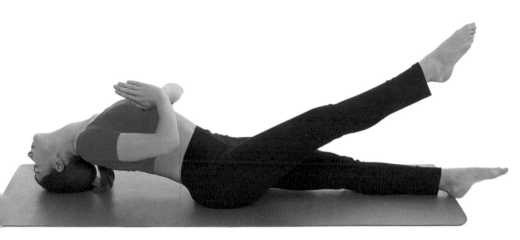

4 Inhale y levante la pierna derecha lentamente, concentrándose en los músculos del estómago. Mantenga la postura durante 10 segundos; respire normalmente.

5 Exhale y baje la pierna derecha lentamente. Inhale y levante la pierna izquierda; mantenga durante 10 segundos y baje despacio.

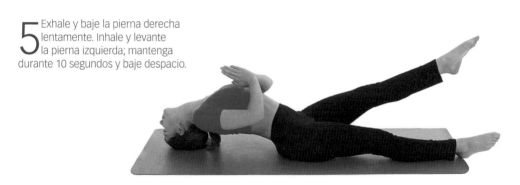

6 Respire normalmente y relaje el cuello y los hombros. Relájese en el suelo y respire profundamente.

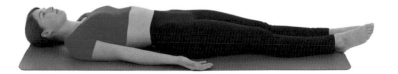

Rueda

En la "rueda" se hace un intenso estiramiento para la columna,
que libera energía en las células, las glándulas y los órganos del
cuerpo. Los músculos de las piernas, la cadera, los hombros y
los brazos, al igual que la columna y sus ligamentos reciben una
flexión y estiramiento completos. Esto abre la caja torácica e
incrementa la capacidad pulmonar; este ejercicio también ayuda
a aliviar el dolor de espalda.

1 Respire normalmente y recuéstese
con las rodillas flexionadas y los pies
tan cerca de los glúteos como
pueda. Los pies deben estar en
línea con la cadera.

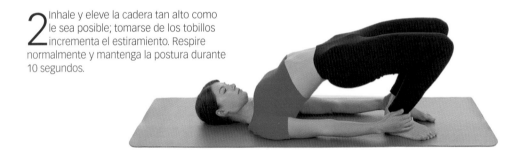

2 Inhale y eleve la cadera tan alto como
le sea posible; tomarse de los tobillos
incrementa el estiramiento. Respire
normalmente y mantenga la postura durante
10 segundos.

3 Respirando profundamente, coloque las
manos junto a la cabeza con las palmas
hacia abajo y los dedos en dirección
a los hombros, cerca de las orejas.

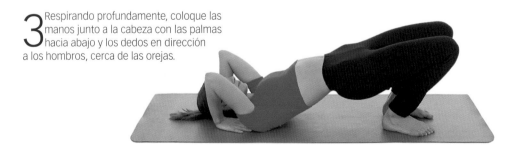

4 Inhale, levantando la cadera y el torso. Eleve la cabeza y descanse la coronilla en el suelo. Levante los hombros y la parte baja de la espalda y exhale. Mantenga la postura 10 segundos y respire normalmente.

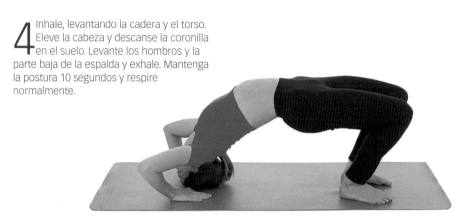

5 Empuje los pies contra el suelo, levante la cadera y enderece los brazos. Respire normalmente y sostenga la posición todo el tiempo que pueda.

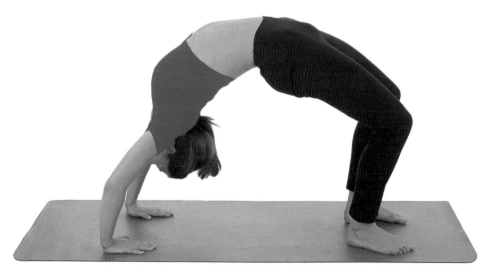

Cobra

La "cobra" fortalece los músculos de la parte baja de la espalda, calma el dolor de espalda y permite levantar la columna en postura perfecta. También alivia los síntomas de lumbago, reumatismo y artritis en la columna y regula el ciclo menstrual. Practicar este ejercicio ayuda a expandir la caja torácica y fortalece las muñecas y el cuello, además de que tonifica las glándulas suprarrenal y tiroides.

1 Recuéstese con la barbilla sobre el suelo; coloque los brazos cerca del cuerpo con las manos debajo de los hombros.

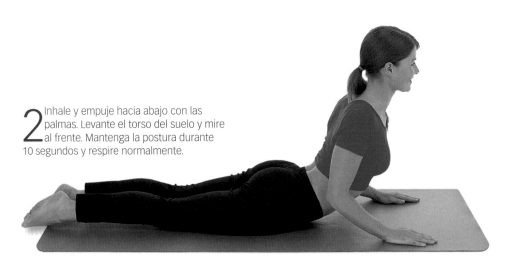

2 Inhale y empuje hacia abajo con las palmas. Levante el torso del suelo y mire al frente. Mantenga la postura durante 10 segundos y respire normalmente.

3 Regrese al paso 1; después mueva las manos hasta que la punta de los dedos mire hacia adentro, en dirección a los hombros, y los codos vean hacia afuera.

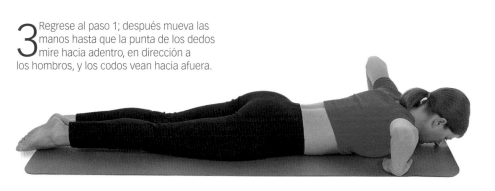

4 Inhale y empuje las palmas hacia abajo; levante la mitad de la espalda y la cabeza. Respire normalmente y mantenga la postura durante 10 segundos. Exhale y regrese al paso 3. Repita todo el ejercicio 2 veces.

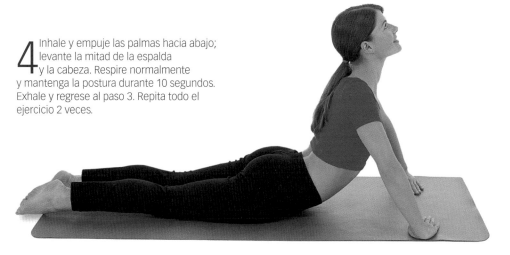

Arco

El "arco" es una flexión de espalda que no sólo tonifica cada músculo en el cuerpo, sino que también abre el torso y expande los pulmones. Hace que la columna se fortalezca sin tensionar la parte baja de la espalda. La parte alta de la espalda y la cadera se estiran y forman una curva continua. Al aumentar la flexibilidad se libera energía que rejuvenece y revitaliza cada célula y ayuda a mantener el cuerpo joven.

La mayoría de la gente no tiene oportunidad de flexionarse hacia atrás en la vida diaria; por lo tanto, encontrará este ejercicio particularmente desafiante. Comience por alzar sólo la cabeza y los pies del suelo; conforme se levanta, es importante que piense en alargarse al frente desde la parte alta de la espalda y lanzar las piernas hacia arriba al mismo tiempo.

1 Recuéstese con la barbilla sobre el suelo, flexione las rodillas por atrás de sus muslos y sostenga los tobillos.

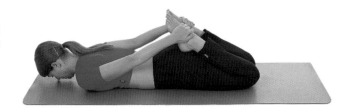

2 Inhale y en un solo movimiento levante la cabeza y las piernas; equilíbrese con los huesos de la cadera. Respire normalmente y mantenga la postura durante 20 segundos.

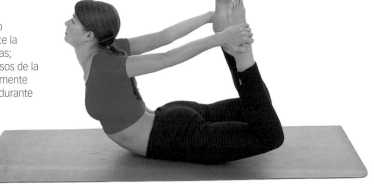

3 Exhale y regrese al paso 1. Sostenga los pies y presiónelos hacia los glúteos para aumentar la flexibilidad de los muslos.

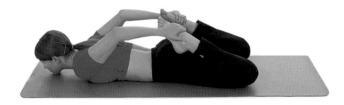

Estiramiento de gato

Después del "Arco" y de otras flexiones de la espalda
es importante estirar la columna para relajar la tensión
y cualquier bloqueo. Cuando realice estiramientos
de espalda intensos, trate de que sus movimientos
tengan la mayor continuidad posible; si no, pueden
causar rigidez en algunas partes de las vértebras.

1 Comience por recostarse boca
abajo, con la barbilla en el suelo.
Coloque las manos bajo los
hombros.

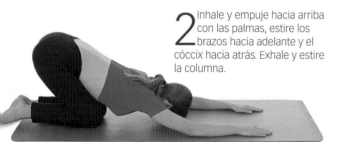

2 Inhale y empuje hacia arriba
con las palmas, estire los
brazos hacia adelante y el
cóccix hacia atrás. Exhale y estire
la columna.

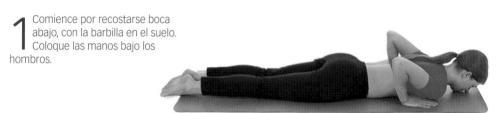

3 Respire normalmente.
Mantenga la frente en
el suelo y estire los
brazos hacia arriba. Relájese
y mantenga la postura durante
20 segundos.

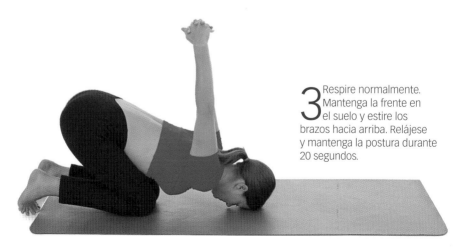

Equilibrio sobre los dedos del pie

Esta postura enseña concentración y paciencia.
Cuando enderece la columna y el cuerpo esté en alineación
perfecta, se sentirá ingrávida; cuerpo y mente se
armonizarán y tendrá una sensación de mucha alegría.
Este ejercicio también ayuda a aliviar la artritis en las
rodillas y los tobillos. Respire normalmente durante
todo el ejercicio.

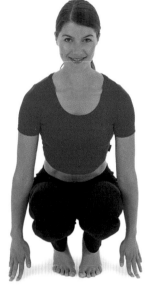

1 Empiece centrándose y equilibrándose sobre los dedos de los pies; coloque la punta de los dedos de las manos en el suelo para mantener el equilibrio.

2 Ponga la corva izquierda sobre el muslo derecho. Levante la columna tanto como pueda y balancéese sobre el metatarso.

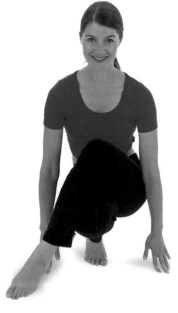

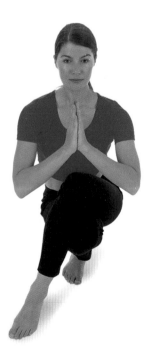

3 Cuando se sienta equilibrada, junte las palmas. Mantenga la postura durante 10 segundos y después repita el ejercicio con la otra pierna.

Respiración alternada

Éste es un ejercicio clásico de *pranayama* que equilibra la energía masculina del lado derecho y la femenina del lado izquierdo. Al respirar por separado a través de cada fosa nasal, usted adquiere conciencia de su respiración y puede centrar la mente. Cuando haya terminado la secuencia, repita los pasos 2 y 3 durante 10 segundos de cada lado.

1 Siéntese derecha en posición de loto o semiloto y centre su atención al frente. Primero junte el pulgar y el dedo índice de cada mano y respire durante 8 segundos. Después lleve tres dedos hacia la palma de la mano derecha y estire el pulgar y el meñique.

2 Bloquee la fosa nasal izquierda con el meñique de la mano derecha y respire sólo a través de la fosa nasal derecha durante 10 segundos.

3 Cambie la posición de la mano para cerrar la fosa nasal derecha con el pulgar, y respire a través de la fosa izquierda durante 10 segundos.

Eliminar el estrés

Todos experimentan diferentes grados de estrés en la vida cotidiana. Constantemente surgen situaciones que la desequilibran: es difícil lidiar con las relaciones personales, los hijos, con un trabajo absorbente y con cualquier tipo de cambio; pero hay formas de eliminar los efectos negativos del estrés.

Hay ciertas áreas del cuerpo en las que el estrés se intensifica. El cuello, los hombros, las partes baja y alta de la espalda, el estómago, las piernas y los pies son especialmente vulnerables. Por ejemplo, estar de pie o sentado durante mucho tiempo causa tensión en los tobillos, hace que se hinchen los pies, causa dolor de estómago, indigestión, úlceras y malestares emocionales; la tensión en cuello y hombros bloquea la circulación al cerebro y produce dolor de cabeza. Este capítulo enseña el arte de la relajación, ya que consta de posturas que tensan y relajan cada grupo muscular. La técnica trabaja en dirección ascendente a lo largo del cuerpo, de los pies a la cabeza. Cuando se combina con una respiración correcta, estos ejercicios reducen el estrés en el cuerpo físico y muestran cómo sacar energía desde el interior para crear una sensación de paz y desarrollar poderes de concentración profundos.

El yogarcicio ofrece la solución perfecta, porque muestra cómo restaurar el equilibrio y la armonía en su vida.

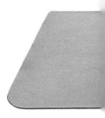

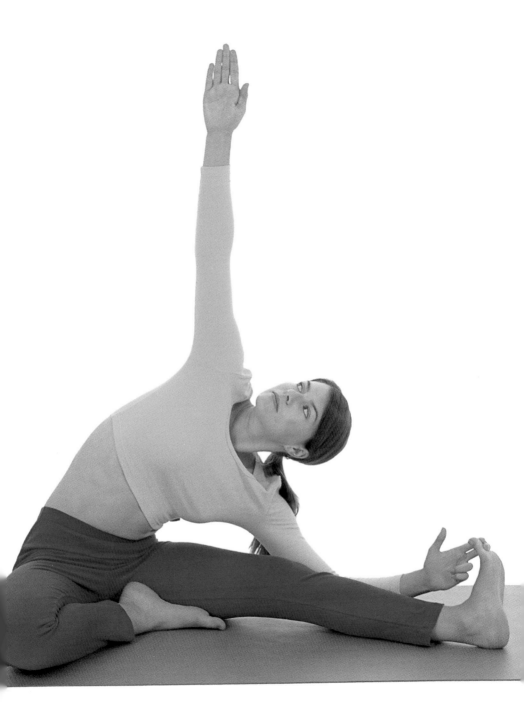

Relajación de hombros

Muchas personas experimentan dolor en el cuello y los hombros cuando están tensas y nerviosas. Este ejercicio le ayudará a relajar la tensión en este grupo muscular. Es muy importante que empiece lenta y gradualmente para no lastimar los músculos ya tensos, y concéntrese en mantener la columna derecha para aislar el cuello y los hombros.

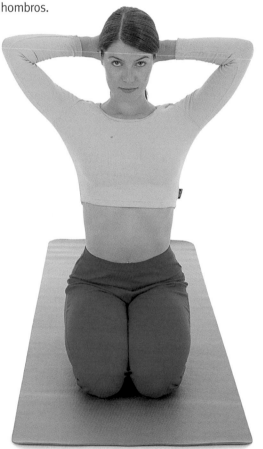

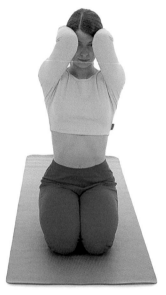

2 Exhale y junte los codos; mantenga la columna recta y mueva sólo los brazos.

1 Hínquese en el suelo y descanse sobre los talones; levante la columna tanto como pueda. Entrelace los dedos detrás de la cabeza y levante los codos hasta que queden a la misma altura; los antebrazos deben estar paralelos al suelo. Inhale lentamente.

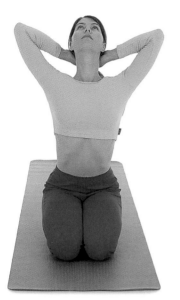

3 Inhale y mire al techo, separe los codos y no encorve la espalda.

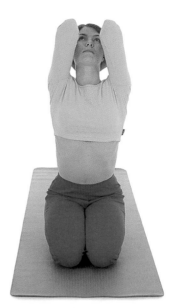

4 Exhale y junte los codos apuntando hacia el techo.

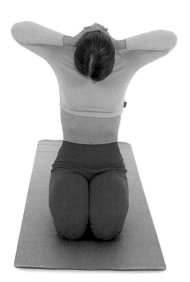

5 Inhale y mire hacia abajo en dirección a los muslos; separe los codos y revise que estén arriba y atrás. Mantenga los hombros abajo.

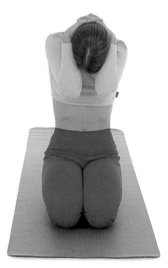

6 Exhale y junte los codos; no baje los hombros o encorve la espalda. Repita todo el ejercicio 4 veces.

Torsión de columna

El estrés provoca que el cuerpo produzca toxinas en los órganos internos. Las torsiones de columna ayudan a eliminarlas de riñones, hígado, estómago y bazo. También aumentan la movilidad de la columna y ayudan a aliviar el dolor de espalda, porque relajan la tensió en los pies y las partes baja y alta de la espalda.

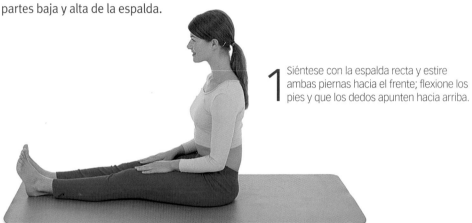

1 Siéntese con la espalda recta y estire ambas piernas hacia el frente; flexione los pies y que los dedos apunten hacia arriba.

2 Cruce la pierna derecha por debajo de la izquierda; revise que las rótulas estén en línea con los huesos de la cadera. Mantenga la columna perfectamente derecha.

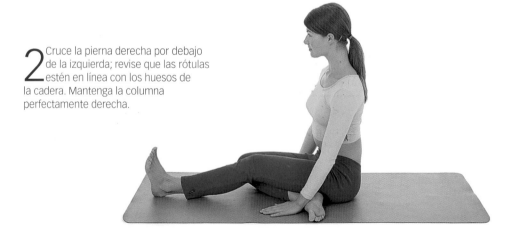

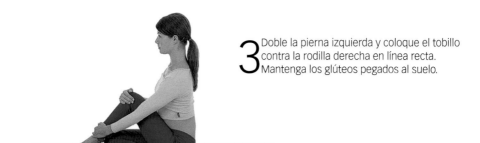

3 Doble la pierna izquierda y coloque el tobillo contra la rodilla derecha en línea recta. Mantenga los glúteos pegados al suelo.

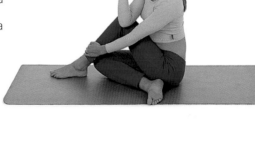

4 Cruce el brazo derecho sobre la pierna izquierda y colóquelo en la parte exterior de la rodilla. La palma derecha debe estar hacia el frente. Descanse la mano izquierda sobre la espinilla.

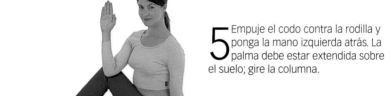

5 Empuje el codo contra la rodilla y ponga la mano izquierda atrás. La palma debe estar extendida sobre el suelo; gire la columna.

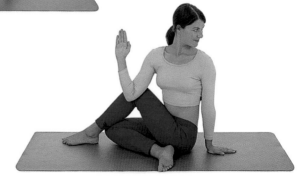

6 Vuelva la cabeza tanto como le sea posible para aumentar el estiramiento; mantenga la postura durante 10 segundos y repita el ejercicio del otro lado.

Torsión de columna 2

Cuando se hace una torsión de columna hacia un lado, ésta se vuelve más flexible y elástica, se estimulan los músculos de la espalda y la pared abdominal se tonifica. Al colocar la pierna y el pie en la parte interna del muslo en la postura de semiloto, se ejerce una enorme presión en el hígado y el estómago, y también un poco en los riñones y los intestinos. De esta manera, se da masaje a todos los órganos internos y se estimula la circulación, lo cual ayuda a eliminar el veneno que se produce durante el proceso digestivo. Si puede, en el paso 1 adopte la postura de semiloto, colocando el pie derecho encima del muslo izquierdo, y no en la parte interna del muslo. Si no alcanza la parte posterior del pie en el paso 5, ponga la mano sobre la rodilla o el tobillo. Respire normalmente durante toda la secuencia y mantenga cada postura durante 5 segundos.

1 Coloque la pierna izquierda directamente enfrente de la cadera y el pie derecho en la parte interna del muslo izquierdo, manteniendo cadera y muslos abajo. Tome el dedo gordo del pie.

2 Gire la columna y vuelva la cabeza sobre el hombro derecho. Lleve el brazo derecho hacia atrás de la espalda y tómese de la cadera izquierda (o los dedos del pie derecho si está utilizando la postura de semiloto). Empuje los muslos y las rodillas hacia el suelo y flexione hacia atrás el dedo gordo izquierdo.

3 Extienda el brazo derecho hacia el techo y vuélvase para ver la palma de la mano. Revise que su codo esté derecho y las puntas de los dedos juntas. Flexione el codo izquierdo hacia el suelo.

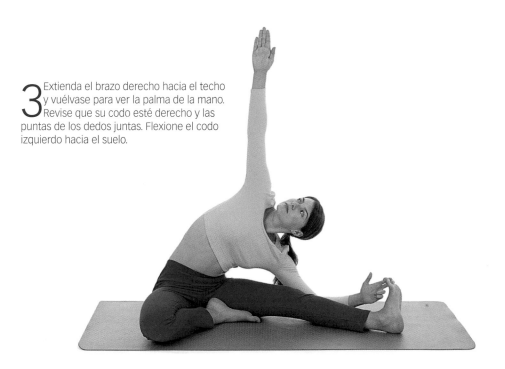

4 Relaje ambos brazos y llévelos hacia adelante. Estírese al frente, alargándose desde el cóccix, y tome la parte trasera del pie con la punta de los dedos.

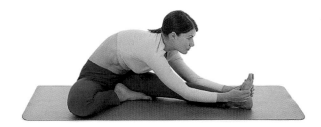

5 Relájese más hacia el frente y respire profundamente. Baje la cabeza tan cerca de la rodilla como pueda. Mantenga la postura y después levántese lentamente.

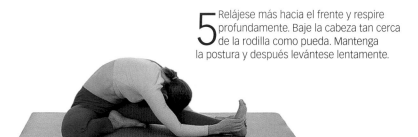

Torsión horizontal

Esta suave torsión relaja toda la columna vertebral, alivia
el dolor de espalda y ayuda a prevenir otras dolencias,
como la ciática o el lumbago. Junte las rodillas tan
cerca de los brazos como pueda para aumentar el
estiramiento de la columna. Al mantener los hombros
en el suelo y girar la cabeza en la dirección contraria,
sentirá que cuello, hombros, las partes baja y alta
de la espalda, y cóccix se estiran un poco más. Siempre
mantenga las rodillas juntas y contraiga los músculos
abdominales mientras gira de un lado al otro.

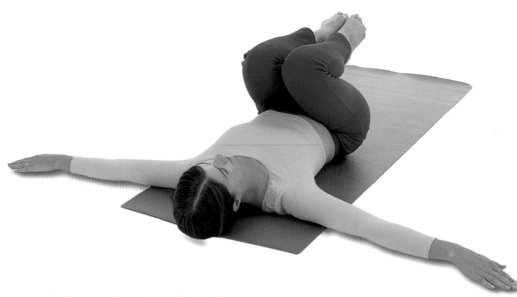

1 Empiece con el paso 1 de la "Relajación
profunda" (*véase* p. 122), inhale y lleve
las rodillas al torso, manteniendo las
piernas paralelas al piso. Estire los brazos
a los lados con las palmas hacia abajo, mire
hacia arriba y relaje cuello y hombros.
La boca debe estar cerrada; y relaje los
músculos de la mandíbula.

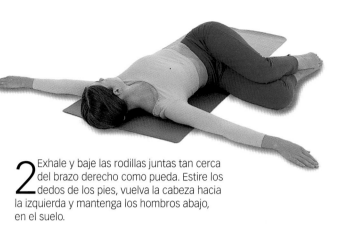

2 Exhale y baje las rodillas juntas tan cerca del brazo derecho como pueda. Estire los dedos de los pies, vuelva la cabeza hacia la izquierda y mantenga los hombros abajo, en el suelo.

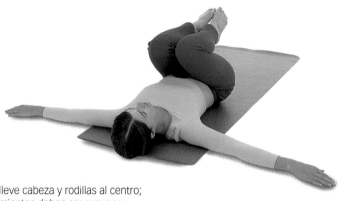

3 Inhale y lleve cabeza y rodillas al centro; los movimientos deben ser suaves y lentos.

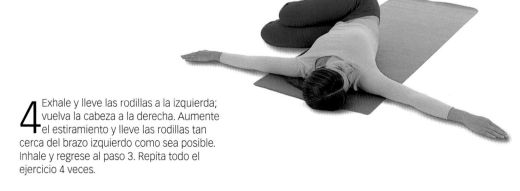

4 Exhale y lleve las rodillas a la izquierda; vuelva la cabeza a la derecha. Aumente el estiramiento y lleve las rodillas tan cerca del brazo izquierdo como sea posible. Inhale y regrese al paso 3. Repita todo el ejercicio 4 veces.

Camello

Este intenso estiramiento de espalda fortifica toda
la columna y expande la caja torácica, lo cual permite que
los pulmones respiren con mayor profundidad. El "camello"
también fortalece los músculos de la parte baja de la
espalda y ayuda a calmar el dolor de espalda. Recuerde
empujar la cadera hacia el frente tanto como le sea posible,
ya que esto aumentará su vigor y su fuerza. Abrir el torso
crea una actitud positiva y ayuda a obtener un control
dinámico sobre todo el cuerpo. Mantenga la postura final
durante 10 segundos y levántese lentamente.

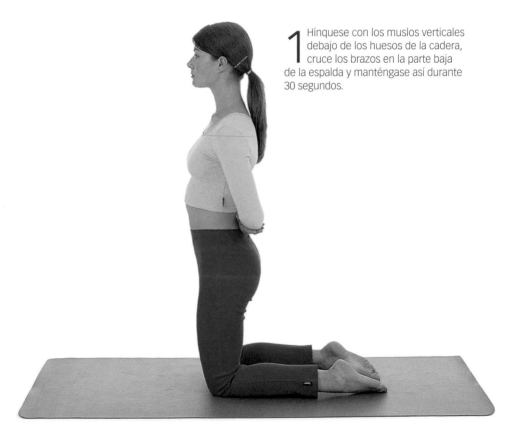

1 Hínquese con los muslos verticales debajo de los huesos de la cadera, cruce los brazos en la parte baja de la espalda y manténgase así durante 30 segundos.

2 Inhale profundamente, vea hacia arriba y empuje la cadera hacia el frente mientras baja los brazos. Relaje el cuello y la garganta. Mantenga la postura durante 30 segundos.

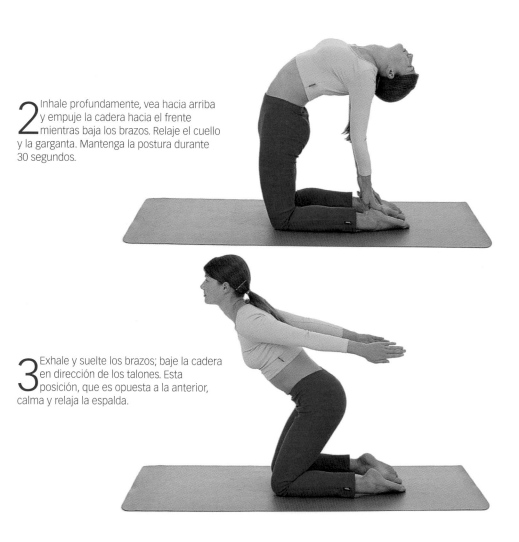

3 Exhale y suelte los brazos; baje la cadera en dirección de los talones. Esta posición, que es opuesta a la anterior, calma y relaja la espalda.

4 Respire normalmente, relájese y con suavidad baje la frente hacia el suelo. Mantenga la postura durante 10 segundos para relajar la tensión de la espalda.

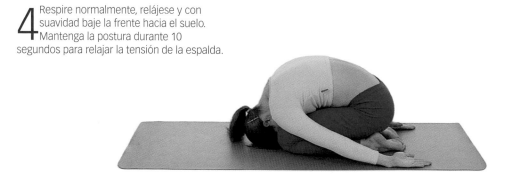

Conejo

La postura del "conejo" se utiliza en el *Hatha* Yoga como un ejercicio preliminar a la postura "vertical sobre la cabeza". Este ejercicio estira la columna y mejora tanto la flexibilidad como la movilidad; además, permite que el sistema nervioso reciba mucho oxígeno fresco. El "Conejo" también ayuda a la digestión y es un auxiliar en la prevención de enfermedades comunes como la gripe, problemas de sinusitis y amigdalitis crónica. Tiene un efecto muy benéfico en la tiroides, que se encarga de regular el metabolismo y ayuda a proteger el cuerpo de las toxinas.

La posición de la cabeza, que carga con 25% del peso en el paso 5 (el resto del peso debe estar distribuido de manera uniforme a lo largo del cuerpo), estimula la glándula pituitaria, ayuda a detener la senilidad y la hace sentir joven. Después de mantener esta posición durante 20 segundos, enderece la espalda lentamente y regrese al paso 1, siguiendo los pasos en orden, inverso y repita todo el ejercicio una vez más.

1 Hínquese en el suelo y flexione los dedos de los pies. Siéntese sobre los talones y tómelos con las palmas; inhale.

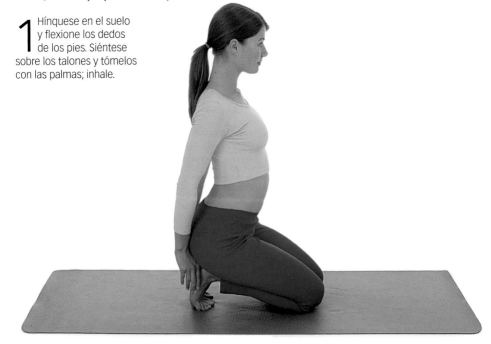

2 Exhale y lentamente inclínese hacia el frente en un ángulo de 45°. Mantenga la columna derecha y contraiga los músculos del estómago.

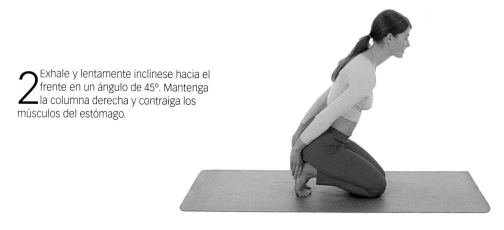

3 Inhale y deténgase cuando la espalda esté completamente recta y paralela al suelo. Mantenga los dedos de los pies firmemente abajo y empuje el dedo pequeño hacia el suelo.

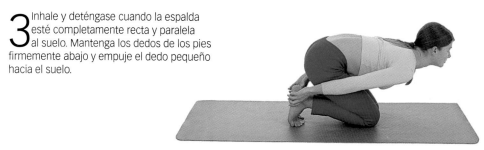

4 Exhale y encorve el torso lentamente hacia adelante para llevar la frente tan cerca de las rodillas como pueda. Empiece a respirar normalmente.

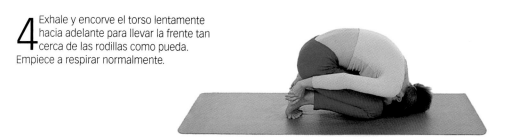

5 Muévase hacia el frente hasta quedar sobre la coronilla. Enderece los codos y continúe encorvándose hacia adelante con la cadera levantada. Mantenga la postura durante 20 segundos.

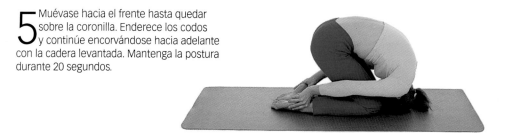

Respiración y relajación

La respiración profunda es como un tranquilizante natural.
Calma su sistema nervioso y le ayuda a incrementar los
estiramientos, haciendo que el peso corporal entre en
juego. No deje que su cuerpo rebote ni fuerce los músculos.
Sólo respire y relájese, y descubra el reto de lograr que su
torso y su frente bajen al piso. Mantenga cada posición de
la secuencia durante 5 segundos.

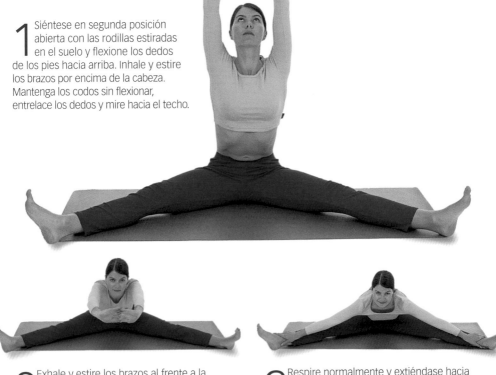

1 Siéntese en segunda posición
abierta con las rodillas estiradas
en el suelo y flexione los dedos
de los pies hacia arriba. Inhale y estire
los brazos por encima de la cabeza.
Mantenga los codos sin flexionar,
entrelace los dedos y mire hacia el techo.

2 Exhale y estire los brazos al frente a la
altura de los hombros. No mueva la cadera
hacia adelante y mantenga los músculos
de los glúteos abajo.

3 Respire normalmente y extiéndase hacia
adelante desde la cadera. Tómese de los
talones; si no puede alcanzarlos, tómese
de los muslos, rodillas o tobillos. Mantenga las
rodillas derechas y la espalda recta.

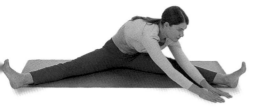

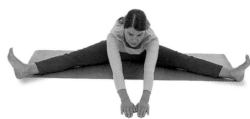

4 Para aumentar el estiramiento, coloque ambas manos sobre el pie izquierdo. Estírese tanto como pueda sin mover cadera y pies. Inhale y exhale lentamente y continúe respirando con normalidad.

5 Camine con las manos hacia el frente en semicírculo, moviendo primero la mano derecha. Continúe alargándose por todo el centro del cuerpo. Esto aumentará la circulación hacia la zona pélvica, estimulará los ovarios y ayudará a regular el ciclo menstrual.

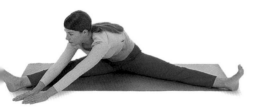

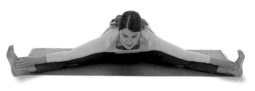

6 Mueva las manos hacia la pierna izquierda. No permita que la cadera se levante del suelo y continúe empujando las rodillas hacia abajo para que no quede ningún espacio entre las piernas y el suelo.

7 Tómese de los pies y, cada vez que exhale, alárguese desde el cóccix y la cadera. Mantenga los hombros relajados; continúe inhalando y exhalando lentamente. Cuando se incline hacia el frente durante la exhalación, imagine que toda la tensión sale de su cuerpo.

8 Continúe respirando de manera uniforme. Trate de tocar el suelo con el torso y la frente. Mantenga la posición durante 20 segundos y después vaya sentándose lentamente; junte las piernas despacio y sacúdalas.

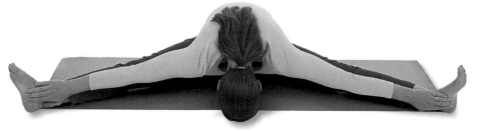

Tranquilizante

Esta técnica de respiración da masaje y limpia los órganos abdominales. Ayuda a regular el funcionamiento de los intestinos y fortalece la pared intestinal. La concentración mental mejora cuando se coordina una exhalación vigorosa por la boca y una contracción de los músculos abdominales. No mueva otra parte del cuerpo, en particular los brazos, hombros o la parte baja de la espalda. Centre su atención sólo en el estómago y piense en todo el oxígeno fresco que revitaliza el cuerpo. Empiece el ejercicio sentada, con la espalda derecha, los brazos estirados, codos vueltos hacia arriba y las manos sobre las rodillas para apoyarse.

1 Inhale profunda y lentamente por la nariz, exhale por la boca y sople con fuerza por los labios como si apagara una vela. Al mismo tiempo, contraiga los músculos del estómago cuando exhale. Encorve la espalda.

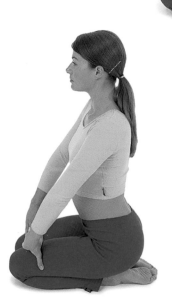

2 Inhale y enderece la columna hasta quedar en la postura perfecta. Exhale y respire normalmente. Repita toda la secuencia 12 veces para que saque pleno provecho del ejercicio.

Gato y perro

Estas posturas estimulan los riñones y el colon, lo cual ayuda a eliminar las toxinas del sistema y evita que la sangre las absorba. Mantenga los codos estirados durante todo el ejercicio y repita la secuencia 4 veces.

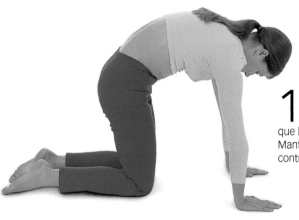

1 Inclínese y ponga las manos sobre el suelo. Exhale y, al hacerlo, encorve la parte alta de la espalda hasta que la cabeza quede entre las manos. Mantenga el estómago y los glúteos contraídos.

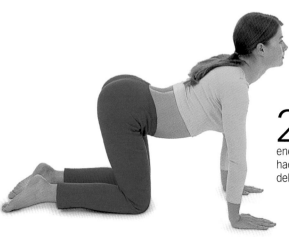

2 Inhale y, al hacerlo, empuje el cuerpo hacia abajo y al frente para que la espalda se arquee suavemente y enderece los brazos. Mantenga la barbilla hacia el frente como si tratara de pasar por debajo de una cuerda.

Relajación profunda

Esta técnica de relajación profunda, que en general se conoce como la "postura del cadáver", repone *prana* valioso, o energía, que se pierde con el esfuerzo físico, emocional o mental. Las emociones que no se controlan, como la ira, la ansiedad, la tristeza o la avaricia, agotan con rapidez las reservas de energía. El cansancio mental también produce tensión en los músculos y desequilibra los órganos internos. La tranquilidad total calma y alivia los nervios, regula la presión arterial, fomenta la circulación y rejuvenece cada célula del cuerpo. La técnica tiene efectos en los niveles físico, mental y espiritual. Le enseña a aislar los grupos de músculos problemáticos y, al tensar y relajar estos músculos, es una guía por los niveles de relajación más profundos que reducen el estrés y la fatiga. La mente está quieta, lo cual permite escapar de los problemas de todos los días. Apartarse mentalmente del cuerpo le permite identificarse con una conciencia superior y puede brindarle paz y alegría.

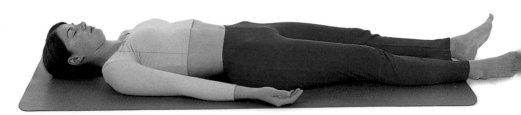

1 Recuéstese en el suelo o en una cama con las palmas hacia arriba y los pies relajados. Respire profundamente por la nariz desde el diafragma, y mientras exhala concéntrese en relajar toda la tensión.

2 Concéntrese en los pies y luego en los dedos de los pies; muévalos primero en el sentido de las manecillas del reloj y luego hacia el lado contrario; después diríjalos hacia el suelo con tanta fuerza como pueda (como se muestra en el paso 4).

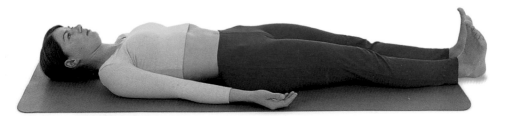

3 Flexione los dedos de los pies y los talones hacia arriba y tense los tobillos, la parte baja de las piernas, las rodillas, los muslos, el estómago y los glúteos. Después, soltando lentamente los dedos de los pies, relaje todas las articulaciones y los músculos por abajo de la cintura.

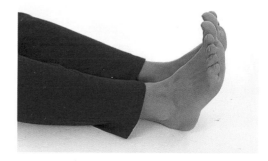

4 Rote los pies en el sentido de las manecillas del reloj y luego hacia el lado contrario (como en el paso 2); después ponga en punta los dedos hacia el suelo con tanta fuerza como pueda. Repita el paso 3.

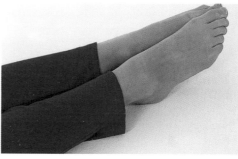

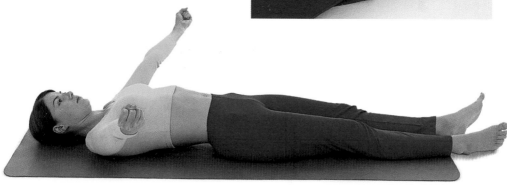

5 Mantenga la respiración profunda y uniforme; concéntrese en la parte superior del cuerpo, especialmente en las manos, los brazos y los hombros. Inhale, apriete los puños y levante a 30 cm los brazos del suelo.

6 Apriete los puños levantados tan fuerte como le sea posible para flexionar las manos, los brazos, los codos y los hombros. Los codos deben estar derechos; mantenga la posición durante 5 segundos.

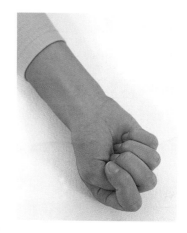

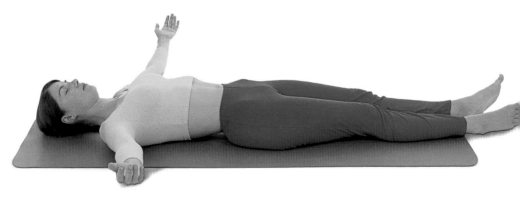

7 Exhale. Suelte y relaje las manos, los brazos, los codos y los hombros, y baje las manos al suelo con las palmas vueltas hacia arriba.

8 Ahora comience a concentrarse en relajar toda la tensión de cuello y hombros. Respire normalmente durante 5 segundos.

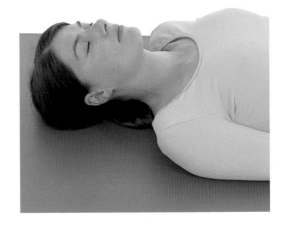

9 Lleve los hombros hacia las orejas, como en la foto, y después exhale y reláajelos al bajarlos. Repita hasta que sienta que toda la tensión haya desaparecido de esa parte de su cuerpo.

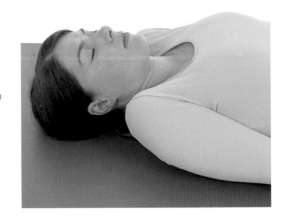

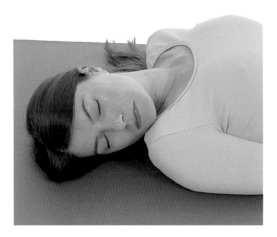

10 Gire la cabeza de un lado a otro y déjela donde se sienta cómoda. Ahora concéntrese en los músculos de la cara. Relaje la mandíbula, los músculos alrededor de los ojos y la frente.

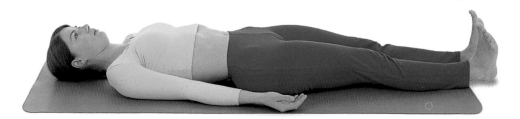

11 Trate de sacar los pensamientos negativos de la mente para que esté quieta y calmada. Mientras exhala, imagínese que está sobre una nube y que su peso desaparece.

Índice alfabético

A
aplanar estómago 46,48, 50, 52
Árbol 44
arrugas faciales 94
asanas (definición) 8
asanas clásicas 80-103
    Águila 82-83
    Arco 100
    Arco de pie 84-85
    Cobra 98-99
    Equilibrio sobre los dedos
    del pie 102
    Estiramiento de gato 101
    Estiramiento para
    pierna de lado 86-87
    Pez 94-95
    Postura de extensión
    superior 88-93
    Respiración alternada 12, 103
    Rueda 96-97

B
beneficios del yoga 6-7, 58
brazos superiores 54-55

C
Cabeza y hombros 23
    Mariposas 78
    Estiramiento de lado para
    caderas y muslos 75
Calentamiento 14-19; *véase*
    también "Rutina vigorizante"
Calentamiento corporal
    completo 20, 24-27
capacidad pulmonar 8, 12
    Estiramiento con las manos 56
    Respiración con los brazos 57
capacidad torácica 56, 57
celulitis 84
centrarse 8-9
Chacras 8
ciática 10, 41, 48, 112
colon 121

Conejo 116-117
cuello 106-107

E
ejercicios matutinos, *véase*
    "Un buen comienzo"
emociones 122
Energizante 39
    triángulo 64-65, 68-69
envejecimiento 48, 100
espalda 96-101, 108-17
estilo de vida 9
estiramiento, *véase*
    "Estiramiento erfecto"
Estiramiento de cabeza
    al suelo 72-73
Estiramiento de columna 76-77
    músculos 10
Estiramiento de lado 62-63
Extensión posterior 52-53

F
filosofía del yoga 6, 9
flexiones de rodillas 40-43
fortalecimiento de antebrazos
54-55
fosas nasales 12, 103
fuerza vital 79

G
glándula pituitaria 70, 116
glúteos 48-49, 50-51
Guerrero 69
    Guerrero extendido 70-71

H
Ha 7
Hatha Yoga 7, 9
    Equilibrio sobre un brazo 54-55
    Cabeza y hombros 23
    Relajación de hombros 106-107

J
Jet 50-51

L
lanzamientos 69
Letra T 45
Levantamiento de pierna 46-47
    Eliminar el estrés 104-125
    Respiración y relajación 118-119
    Tranquilizante 120

limpieza del sistema 24, 66,74,
    108,121
lineamientos de seguridad 9
loto 8, 79, 103
lumbago 48, 98,112

M
mantener posturas 8, 36
moderación 9
    movimientos de energía 8, 12, 20
    Extensión posterior 52-53
    Levantamiento de pierna 46-47
    Perro hacia abajo 28-29
    Saltamontes 48
músculos de la pantorrilla 82-83
muslos 50-51

N
nivel de energía bajo 20, 24

P
posturas de pie 10, 11
posturas sentado 10, 11
prana 8, 122
primera posición 10
    "estiramiento perfecto" 58-79

R
relajación 118-119, 122-125
    véase "eliminar el estrés"
Relajación profunda 122-125
reducción de estrés, véase
    "eliminar el estrés"
religión 9
respiración de ejercicio 12-13
    desarrollo de energía 36
    pranayama 8, 12, 103
respiración profunda 12, 118-119
riñones 74, 121
rotación del cuello 22

S
Saltamontes 48-49
saltos 38-39
sánscrito 7, 8
segunda posición 10
semiloto 8, 79, 103, 110, 111
sistema endocrino 70, 88
sistema nervioso 72, 116

T

técnicas de *pranayama* 8, 12, 103

técnicas de tierra 8, 40, 82-83

tendón de la corva 46-47

Tha 7

tiempo de mantener posturas 8, 36

tiroides 70, 88, 116

toxinas, eliminación de 24, 66, 74, 121

U

"Un buen comienzo" 7, 20-35

Saludo al Sol 20, 30-55

V

Vigorizante rutina 36-57

Árbol 44

Balance sobre un brazo 54-55

Energizante 39

Estiramiento con brazos 56

Extensión posterior 52-3

Flexión de rodillas 40-3

Jet 50-51

Letra T 45

Levantamiento de pierna 46-47

Respiración con brazos 57

Saltamontes 48-49

Salto 38

Y

Yoga tradicional 7 *véase también* Asanas clásicas

Créditos y agradecimientos

Todas las fotografías son propiedad de **Octopus Publishing Group Ltd**/Peter Pugh Cook
Vestuario proporcionado por **Carita House**
Modelo: Rachel Clark, de Profile

EDICIÓN ORIGINAL
Editor en jefe: **Jane McIntosh**
Editor: **Katy Denny**
Editor ejecutivo de arte: **Leigh Jones**
Archivo fotográfico: **Jennifer Veall**
Gerente de producción: **Aileen O'Reilly**

VERSIÓN PARA AMÉRICA LATINA
Dirección editorial: **Amalia Estrada**
Supervisión editorial: **Sara Giambruno**
Traducción: **Paola Mascott**
Cotejo: **Martha Donís**
Asistencia editorial: **Lourdes Corona**
Coordinación de portadas: **Mónica Godínez**
Asistencia administrativa: **Guadalupe Gil**
Fotografías de portada @**AbleStock**